ÉTABLISSEMENT THERMAL DE LA MOTTE-LES-BAINS,

PRÈS GRENOBLE.

P.S.O. del.

Imp. Louis Perrin, rue d'Amboise, Lyon.

GUIDE DU BAIGNEUR

AUX EAUX THERMALES

DE

LA MOTTE-LES-BAINS,

Par L. Dorgeval-Dubouchet,

Docteur en Médecine de la Faculté de Paris,
Inspecteur-adjoint de l'Etablissement thermal de la Motte.

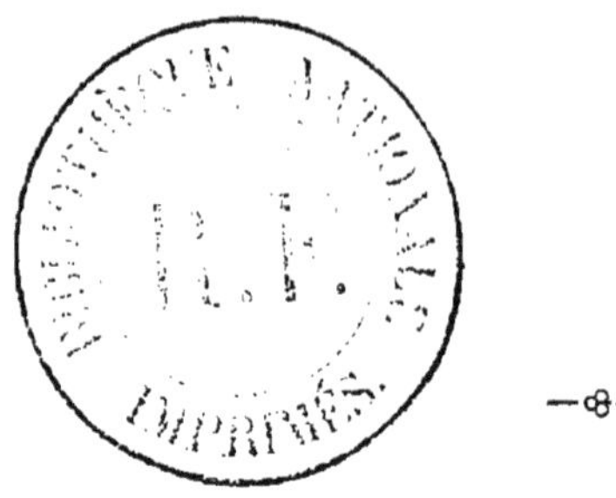

PARIS,

BAILLIÈRE, LIBRAIRE, RUE DE L'ÉCOLE DE MÉDECINE.

LYON,

CHEZ TOUS LES LIBRAIRES.

1849.

A Monsieur

EUGÈNE PERRARD,

Ancien Conservateur des Hypothèques à Grenoble.

A vous, mon digne Ami, protecteur éclairé et le plus ferme appui de l'Etablissement de la Motte; à vous qui, par votre zèle et votre activité, avez doté notre Dauphiné de l'un de ses plus beaux monuments; à vous, enfin, de qui les jours se comptent par des bienfaits, et dont le nom, désormais identifié à celui de nos montagnes, sera, comme elles, impérissable; à vous appartient l'hommage de mes veilles : puisse votre indulgente et si flatteuse amitié l'accueillir comme un témoignage de haute considération, de profonde gratitude et d'inaltérable dévouement!

A. Dorgeval-Dubouchet.

AVANT-PROPOS.

Appelé depuis quelques années à remplir auprès de l'établissement thermal de la Motte les fonctions d'inspecteur-adjoint, je crois le moment venu de répondre à l'attente de mes honorables confrères en leur adressant quelques pages, fruits de l'étude approfondie à laquelle j'ai dû me livrer.

Je ne me dissimule point la difficulté de ma tâche, surtout en considérant le mérite des diverses publications qui jusqu'à ce jour ont appelé sur les eaux de la Motte l'attention des médecins et des malades. L'ouvrage remarquable de M. le docteur Bally, les savantes cliniques de mon confrère et ami le docteur

Buissard, inspecteur de l'établissement, semblent, en effet, avoir épuisé le sujet; mais lorsque le champ est si vaste, la journée de celui qui glane peut bien n'être pas tout-à-fait stérile: aussi est-ce avec courage que je vais aborder les sillons si dignement tracés par mes honorables devanciers (1).

Après avoir esquissé l'établissement de la Motte, indiqué dans quelles nombreuses et variées affections les eaux ont révélé leur puissante efficacité, après avoir tracé quelques règles pour retirer de l'emploi d'une médication aussi énergique tous les avantages qu'on est en droit d'en espérer, j'ai cru faire une chose non moins agréable qu'utile à nos malades en leur indiquant les moyens de distraction que recèlent nos montagnes.

Un des grands reproches que nous avons

(1) Les docteurs Tardin, Nicolas, Billon, Billerey, Gachet, Breton, Leroy, Sylvain Eymard, Buissard, Bally, le colonel Barral, Gui-Alard, Chorrier, telle est déjà la longue liste des auteurs qui, tous, ont avec éloge et plus ou moins de détails parlé des eaux de la Motte et de leurs propriétés.

entendu faire à la Motte, c'est qu'il est impossible d'aborder son vallon sans que l'ennui vous y ait bientôt enveloppé de ses mailles de fer. A cela je répondrai que jamais opinion préconçue ne s'est aussi promptement évanouie à l'épreuve: je ne sache pas, depuis mon séjour à la Motte, à part deux ou trois exceptions, avoir vu persister au-delà de vingt-quatre heures l'impression fâcheuse que nos précipices peuvent produire au premier moment. C'est vraiment chose fort curieuse, au point de vue psychologique, que d'entendre les personnes, qui d'abord ont salué notre manoir des épithètes les moins flatteuses, se récrier dès le lendemain sur la merveilleuse beauté de nos sites! C'est qu'on l'a dit avec raison: les montagnes partagent avec la mer le privilége de s'offrir sous des aspects toujours nouveaux; la moindre vapeur suffit pour changer le tableau... Mais il n'est pas donné à toutes les organisations de se mettre avec la même rapidité au diapason de cet harmonique langage, et comme, après tout, nous ne pouvons faire qu'il n'existe beaucoup de personnes pour lesquelles l'ennui est le pire de tous les maux, et que pour elles mieux vaut mourir en s'amusant que se porter tout-à-fait bien en s'ennuyant, nous leur dirons : Ne venez pas à la Motte chercher les émotions de la roulette et du lansquenet ; nous n'avons à vous offrir, indépendamment du spectacle imposant de notre belle nature, que des jeux de famille et des causeries de bonne compagnie ; puis, si notre naïade, favorable à nos vœux, vous débarrasse des souffrances dont vous lui aviez confié la cure, vous pourrez grossir les rangs des joyeuses théories que notre ciel d'azur convie aux nombreux pélerinages qu'offrent à l'envi les sites variés qui nous entourent.

GUIDE DU BAIGNEUR

AUX EAUX THERMALES

DE

LA MOTTE-LES-BAINS.

Je suis de l'avis de Bordeu : je regarde comme incurable toute maladie qui a résisté aux eaux minérales.

(Isidore Bourdon, *Physiologie médicale.*)

⁂

CHAPITRE Ier.

SITUATION HISTORIQUE DE L'ÉTABLISSEMENT.

Une des vallées les plus pittoresques du département de l'Isère, abritée au nord par le Monteynard, au midi par le Sénèpe, au levant par le Sagnereau, ouverte de l'est à l'ouest, et fortement inclinée dans cette direction, renferme sur un monticule isolé l'ancien château de la Motte, transformé aujourd'hui en établissement thermal.

La fondation de ce château remonte au commencement du quatorzième siècle ; elle est attribuée à une dame de Morges, issue des Monteynard. La famille de Morges posséda cette terre jusqu'au règne de Henri IV, époque à laquelle le château devint la propriété d'un capitaine des gardes du duc de Lesdiguières de Venterol (1), et les nobles descendants de ce dernier s'en trouvaient encore les paisibles possesseurs lorsque l'orage de 93 vint les arracher à leur antique manoir.

Les constructions occupaient tout le plateau du monticule qui leur servait de base, de telle sorte que pour arriver à la porte d'honneur il fallait, comme aujourd'hui, décrire un véritable pas-de-vis : alors on se retrouve en face de la partie orientale qu'on avait d'abord eue devant soi. Au centre de cette façade, dont le développement est de vingt-deux mètres, se trouve la porte (2) qui par un passage voûté donne accès dans une cour plantée d'arbres. Cette cour est ouverte au couchant, mais elle est fermée au sud et au nord par les ailes en retour; de sorte

(1) Au moment des guerres de la Mateysine et du siége de la Mure, le duc de Lesdiguières avait jeté garnison dans le château de la Motte, pour enlever aux catholiques un lieu qui leur servait de magasin principal pour les vivres, armes et munitions.

(2) Cette partie est la seule de l'édifice qui n'ait pas souffert de mutilations : construite en tuf, dans le style de la renaissance, on lit sur son fronton : NIHIL, NISI DEVS QVI NOBIS HÆC OTIA FECIT. 1590.

qu'elle présente un parallélogramme clos de trois côtés, et d'une superficie de près de huit cents mètres carrés.

Lorsque l'on considère l'aspect vraiment bizarre que présente cette localité, on s'étonne qu'une femme ait pu concevoir la pensée d'élever un château aussi considérable dans un lieu dont les abords devaient être hérissés de difficultés inouïes, alors qu'aucune route n'étant tracée, les pentes offraient un escarpement de nature à mettre en défaut le pied même des mulets. Aussi l'opinion de ceux qui prétendent que la noble fondatrice avait obéi à des inspirations analogues à celles qui avaient guidé saint Bruno, est loin de paraître dénuée de vérité : le château de la Motte semblerait en effet avoir été infiniment mieux approprié à une retraite monastique qu'à une résidence seigneuriale; d'ailleurs les seigneurs de Monteynard, qui avaient créé la chartreuse de St-Hugon, pouvaient bien avoir songé à doter les forêts de la Motte d'une semblable fondation.

Quoi qu'il en soit, le château, au moment où la famille de Venterol s'en vit dépouillée, avait été depuis longtemps fortement endommagé par un incendie : l'aile nord et son pavillon ouest n'existaient plus, et les autres parties des bâtiments réclamaient de notables réparations. Aussi, les propriétaires une fois partis, on ne tarda pas de voir s'appesantir cette action destructive du temps qui marche d'un pas si accéléré alors qu'une main intelligente et conservatrice n'est plus là pour opposer à tant de ravages une incessante et prévoyante activité. Un habitant du voisinage, en se rendant adjudicataire des biens de la famille exilée, n'eut donc à échanger sa chaumière que contre de véritables ruines.

Ce fut pourtant à ce moment que les baigneurs de la Motte vinrent s'installer, eux aussi, sous la toiture vermoulue du château abandonné.

Les eaux de la Motte avaient, de temps immémorial, par leur haute température (62°), appelé l'attention de leurs visiteurs; et, bien avant que l'analyse eût dévoilé leur précieuse composition, elles avaient manifesté leur merveilleuse efficacité. Depuis plus de trois siècles, les malades qui recouraient à leur emploi ne cessaient de prôner, à l'envi, leurs salutaires effets : aussi, pour répondre aux vœux et aux besoins des malades, les anciens propriétaires du château avaient-ils fait disposer, dans le hameau du Pérailler que l'on rencontre à l'entrée du chemin qui conduit au Drac, un bâtiment consacré aux personnes qui recherchaient la bienfaisante médication. Là se trouvaient quelques baignoires dans lesquelles se plaçaient les malades pour recevoir sur les parties souffrantes l'eau thermale apportée à dos de mulet, et que le muletier se bornait à déverser de sa hauteur (1).

(1) Dans des temps plus reculés, qui remontent peut-être à la domination des Césars, les baigneurs ont dû se rendre dans un lieu plus rapproché de la source, à en juger, suivant M. Sylvain Eymard, par des ruines désignées sous le nom de Bains Romains.

Tout imparfait que fût ce mode d'administration des bains et des douches, les malades guérissaient, et la réputation des eaux allait toujours grandissant. Malheureusement, l'établissement du Pérailler, que ne soutenait plus le bienfaisant patronage des seigneurs de la Motte, avait dû également tomber bientôt en ruines; et lorsqu'un de nos honorables officiers, M. de Lacase, attiré par les cures merveilleuses dont il avait entendu parler, voulut demander à ces sources la guérison des douleurs qui l'accablaient, la destruction de ce bâtiment était complète; le château était devenu inhabitable. Le malade qui, à tout prix, voulait guérir, alla se réfugier au hameau de Bayardière, situé à vingt minutes plus au levant, au pied du Sagnereau, chez un riche propriétaire. Celui-ci, désireux de répondre à la confiance de son hôte, se hâta de lui procurer une baignoire et des mulets.

M. de Lacase n'eut qu'à se féliciter de sa persévérance; car, après un séjour de quelques semaines, sa guérison était complète (1).

(1) M. de Lacase, nom de l'officier que vous désirez connaître, était venu en l'année 1828 suivre chez nous un traitement par les eaux de la Motte, qui a duré, si je m'en souviens bien, la valeur d'un mois, mais en deux circonstances différentes. Son premier séjour parmi nous eut lieu au mois de juin, et dura dix-huit jours consécutifs; le second, qui commença au mois d'août de la même année, ne dura qu'une douzaine de jours.

Après ce laps de temps, M. de Lacase, qui, par des douleurs

Cette nouvelle cure fit comprendre au propriétaire du château qu'il possédait dans la source thermale un trésor qui pouvait bien égaler, sinon surpasser, la richesse territoriale qui lui avait été simultanément cédée, et dès-lors il s'efforça de faire aux bâtiments restés encore debout les réparations les plus indispensables pour recevoir une trentaine de malades et leur administrer les eaux.

Pendant plusieurs années, le château, devenu ainsi une espèce d'infirmerie, vit affluer un bien plus grand nombre de baigneurs qu'il n'en pouvait contenir. Il fallait demander place longtemps d'avance; après avoir quitté Grenoble dès le point du jour, on ne parvenait que sur le soir à travers des chemins impraticables au terme du voyage, où vous attendait un oubli du confortable poussé au-delà des dernières limites. Cependant, nous le répétons, l'on guérissait, et n'abordait pas qui voulait cette terre promise.

Restreinte, indépendamment du manque des ressources pécuniaires, par l'exiguité même du local, l'exploitation des eaux de la Motte était organisée sur une trop petite échelle; elle ne pouvait répondre à la vogue que ces eaux avaient conquise et méritaient à si juste titre.

rhumatismales, était perclus de ses deux jambes au point de pouvoir à peine traîner ses pieds, se trouva, à notre grande satisfaction et à notre grand étonnement, en état d'aller à la chasse, ce dont nous avons été témoins plusieurs fois.

(*Extrait d'une lettre de M.* LAYE, *propriétaire au hameau de Bayardière.*)

Le propriétaire ne tarda pas à s'apercevoir qu'il avait embrassé au-delà de ses forces. Des embarras financiers le contraignirent bientôt à renoncer à son entreprise, et les thermes de la Motte retombèrent dans un tel état d'abandon, que M. Sylvain Eymard nous apprend qu'en 1825 il ne put y obtenir une seule douche, et qu'il fut contraint de se rendre en Savoie pour y suivre le traitement dont il avait besoin.

Les choses en étaient là, lorsqu'en 1830 un ancien négociant de Lyon, M. Subit, devint propriétaire du château et de ses dépendances : il songea d'abord à ressusciter les thermes de la Motte, et se dévoua avec un indicible courage à cette entreprise philanthropique : déjà une nouvelle route départementale, passant par Champ, St-Georges et Commier, permettait d'arriver de Grenoble au village de Monteynard en moins de quatre heures. M. Subit obtint le concours de l'administration départementale pour établir un embranchement qui, de Monteynard, conduit par une route de trois kilomètres en lacets jusqu'au château. Celui-ci fut restauré de manière à recevoir à la fois de soixante-dix à quatre-vingts baigneurs; quelques cabinets de bains et de douches furent établis dans la partie méridionale de la cour, et un médecin-inspecteur fut attaché à l'établissement.

Les malades eurent bien vite repris le chemin de la Motte; mais vainement le propriétaire avait-il fait les plus louables efforts pour donner à cette médication de grands développements, l'encaissement resserré et presque inaccessible où sourdent les sources ne permettant en aucune manière de faire dans leur voisinage une construction appropriée à leur destination, on dut continuer à grands frais un difficile transport. Les chemins qui conduisent à la source sont si étroits, les pentes si escarpées, qu'il était impossible de faire circuler plus de vingt mulets : ceux-ci, montant chacun environ quatre hectolitres dans les vingt-quatre heures, ne fournissaient qu'un volume de 8,000 litres à répartir, d'une manière moins que prodigue, entre quatre-vingts malades.

L'eau, renfermée dans des vases en bois, n'arrivait à l'établissement qu'à la température de 40°; et comme on ne pouvait l'employer immédiatement, il fallait recourir à des moyens propres, sinon à rehausser, du moins à conserver le calorique.

Frappés de cet état d'imperfection, tous les médecins qui avaient été dans le cas d'apprécier les eaux de la Motte ne cessaient d'exprimer le regret qu'on ne pût les administrer d'une manière plus convenable.

Ce fut pour répondre à ce vœu que la Société actuellement propriétaire se constitua, et parvint en 1844, au prix d'énormes sacrifices, à fonder dans le pays un établissement thermal de premier ordre.

Grâces au zèle et à la remarquable activité du premier gérant de la Société de *la Motte* (1), de vastes

(1) M. Paul BRETON.

constructions s'élevèrent comme par enchantement ; les restes de l'ancien château furent restaurés, l'aile nord entièrement réédifiée ; des logements assez commodes purent recevoir environ trois cents baigneurs à la fois ; une chapelle, un beau salon, des salles de lecture, un café, un billard, des cuisines avec dépendances, de grands et petits salons de restaurant..., tout enfin s'organisa de manière à procurer aux visiteurs le confortable de la vie élégante.

Une vaste terrasse, formant un demi-cercle, fut établie au-devant de la façade orientale. Cette terrasse reçut dans ses flancs un réservoir pour l'eau minérale, de la contenance de près de trois mille hectolitres, et en avant furent établis deux rangs de galeries en hémicycle, le rang supérieur destiné aux cabinets de bains, et le deuxième, placé à huit mètres en contre-bas, réservé aux cabinets et appareils de douches.

Malheureusement, ici comme dans bien d'autres circonstances, on ne tarda pas à reconnaître tout ce que renfermaient d'amères déceptions les calculs des constructeurs !...

La Société de *la Motte*, contrariée d'ailleurs dans le placement de ses actions par la tendance des capitaux à se déverser sur les voies ferrées, et plus encore par l'influence de l'auteur (1) et des partisans

(1) Personne plus que nous ne rend justice au zèle et à l'infatigable activité déployés dans cette circonstance par l'ancien maire de Grenoble : mettre au service d'une idée purement phi-

du projet de transférer à Grenoble l'établissement thermal dont il s'agit, ne tarda pas à se voir à bout

lanthropique son temps, sa fortune, toute son existence enfin, est, par le temps qui court, chose trop honorable pour que le pays n'en conserve pas avec orgueil le souvenir. Mais il est des impossibilités devant lesquelles un esprit juste doit s'arrêter, sous peine de s'aventurer sur fausse route et de s'y trouver bientôt seul.

Loin de prétendre qu'arrivées à Grenoble les eaux de la Motte, chaudes ou non, ne présenteraient plus qu'un cadavre, ainsi qu'on l'a dit, suivant nous, avec plus d'esprit que de justesse, nous sommes au contraire convaincu que les eaux n'auraient perdu aucune de leurs propriétés intrinsèques; mais nous persistons à croire que, pour que ces propriétés puissent continuer à rayonner de tout leur éclat, il leur faut un concours de circonstances que ne saurait leur offrir le séjour d'une grande ville.

« Les médecins attachent le plus grand prix au choix des « localités lorsqu'ils déplacent les malades : le changement d'air « est pour moitié dans leurs espérances; l'atmosphère des villes « est partout la même, on y suffoque l'été : alors on fuit dans « les champs pour respirer; si les plaines ne suffisent pas, on « place sa tente sur les hauteurs : *Quid faciamus Romæ?* Ce « refrain d'Horace trouve partout son écho, à Paris comme à « Rome, à Lyon comme à Marseille, chez les désœuvrés comme « chez les valétudinaires.

« Je sais que l'air de la Motte-les-Bains ne renferme pas plus « d'oxigène que celui de Grenoble, ville d'ailleurs plus saine et « bien mieux aérée qu'autrefois; mais il possède moins de cor- « puscules étrangers, d'émanations insalubres que dans les lieux « où il y a des populations agglomérées. On sent qu'il est plus « élastique, plus frais, plus tonique. Au milieu de cette atmo- « sphère toute vitale, on marche avec plus d'énergie et de fer- « meté; c'est un fait constant. Comment cette considération de ressources, et beaucoup de choses durent rester inachevées. De ce nombre se trouvèrent les piscines et les constructions qui, devant clore et couvrir les galeries des bains et douches, étaient appelées à relier ces galeries au bâtiment principal, et à offrir ainsi aux baigneurs un salutaire abri contre la fraîcheur des matinées, aussi bien que contre la pluie ou les ardeurs du soleil.

Malgré cet état d'inachèvement, l'établissement,

« hygiénique, connue de tout le monde, ne paralyse-t-elle pas « des projets qui mettraient les malades dans des conditions tout « opposées? » (Victor Bally.) »

« Les montagnes escarpées, les vallées étroites et profondes, « les torrents, les forêts de sapins, les aspects pittoresques en « un mot, ne sont-ils pas le complément indispensable des eaux « thermales?

« J'aime qu'un pays de bains soit exclusivement consacré à « sa spécialité, et je ne me sens nullement attiré par une ville « dont les rues sont marchandes et ressemblent à celles de « toutes les autres villes : c'est le reproche que je fais à « Bourbonne et à Aix-la-Chapelle. On ne se doute pas, en en- « trant dans ces villes, que l'on soit dans un lieu thermal pri- « vilégié par la nature et habité par une nymphe. » (Le Dr Donné.)

Qu'il est regrettable que dans cette circonstance M. Berriat ait cru devoir imposer pour limites aux nobles élans de son patriotisme l'étroite enceinte de Grenoble! Convaincu comme il l'est de la merveilleuse efficacité des eaux de la Motte, si cet honorable magistrat eût soutenu les thermes actuels avec l'incroyable énergie qu'il a mise depuis cinq ans à provoquer leur déplacement, nul doute que le département de l'Isère ne fût aujourd'hui en possession du premier établissement thermal de la France.

comparé à ce qu'il était avant l'année 1844, est vraiment méconnaissable : de nombreuses baignoires, des appareils à douches aussi variés que possible, un vaporarium, des caisses à vapeur de différentes natures, se trouvent placés dans des cabinets disposés sur un plan qui paraît s'être concilié tous les suffrages.

Au mode de transport par les mulets a succédé l'emploi d'une machine hydraulique à colonne, dont le mécanisme ingénieux, prenant son moteur dans la cascade qui l'avoisine, fonctionne nuit et jour, et amène dans d'immenses réservoirs autant d'eau que la source peut en fournir.

Or cette quantité d'eau, qu'un jaugeage, fait en 1836 par M. l'ingénieur Gueymard, avait constaté être de 3,607 hectolitres dans les vingt-quatre heures, s'est malheureusement trouvée réduite, en 1844, d'après le jaugeage de M. Scipion Gras, à 1,100 hectolitres.

Ce volume de 1,100 hectolitres, supérieur à celui de la source de Néris, pourrait sans doute suffire à plus de trois cents douches, si, comme dans beaucoup d'établissements thermaux, les conduits de chaque douche eussent pris leur point de départ dans une caisse destinée à chaque baigneur, et d'une capacité qui ne dépasse pas ordinairement 350 litres; mais, à la Motte, les choses sont bien loin de se passer ainsi : autant, avant la restauration de 1844, les eaux s'y administraient avec une désespérante parcimonie, autant aujourd'hui on les distribue, on peut le dire, avec une véritable prodigalité ; les conduits prennent leur origine dans les réservoirs mêmes, de sorte que la quantité d'eau et la durée de la douche n'ont, pour ainsi dire, de mesure que la volonté du baigneur (1). En moyenne, il est vrai, la douche ne dépasse pas quinze minutes; mais il est tel ajustage qui, pendant ce laps de temps, débite dix hectolitres et demi, et la moyenne de tous les jets est au moins de six à sept hectolitres.

Quant à ce qui concerne les bains, quel parallèle établir entre les robinets laissés à la discrétion des malades, et ces conduits minéraux dont l'ouverture n'a lieu, comme à Vichy, qu'en présence des employés, seuls dépositaires des clefs?

Le déficit du premier jaugeage, bien constaté, on a dû naturellement, en prévision d'un accroissement progressif de baigneurs, jeter les yeux sur divers filons d'eau thermale de même nature, disséminés

(1) « A Baréges, il faut attendre quelquefois pendant plu-
« sieurs jours la douche dont on dit des merveilles; et lors-
« qu'enfin on a obtenu son rang, on vous accorde tout juste
« vingt minutes pour la recevoir, y compris le temps de la
« toilette. Et, savez-vous dans quelle position doivent se mettre
« pour la prendre les pauvres malades, les éclopés, les femmes
« élégantes et délicates? L'eau tombant tout simplement d'un
« robinet ouvert à hauteur de l'épaule, et n'ayant aucune force
« d'impulsion, il faut se coucher à terre sur la dalle recouverte
« d'un peu de paille, afin d'obtenir une chute de quelques pieds.
« Si cette douche produit les admirables effets que l'on dit, ce
« doit être assurément par la vertu propre de l'eau; car, pour
« la force, elle n'en a aucune. » (Le Dr Donné.)

sur les bords et dans le lit du torrent, à une centaine de mètres en aval du puits primitif.

Un seul de ces filons fournissait, à première vue, 700 hectolitres dans les vingt-quatre heures; et cette quantité, n'eût-elle pas été dépassée, constituait déjà à elle seule une richesse qu'il eût été affligeant d'abandonner plus longtemps au cours du torrent.

Diverses démarches ont en conséquence été faites pour obtenir que, dans l'intérêt du pays, de la science et de l'humanité, les travaux projetés fussent considérés comme une dépense d'utilité publique.

M. le Ministre de l'agriculture et du commerce, ayant bien voulu accueillir favorablement une demande qu'appuyait vivement l'administration départementale, et à laquelle s'étaient aussi généreusement associées les députations des départements limitrophes, les travaux ont été entrepris pendant le cours de la dernière saison, et ils ont été conduits avec un bonheur tel que, tout en laissant de côté de nombreux griffons, pour y revenir plus tard si besoin est, la quantité d'eau thermale recueillie dans le nouveau bassin, au lieu de n'être que de 700 hectolitres dans les vingt-quatre heures, atteint presque le volume de 3,000 hectolitres.

Pour se rendre de la machine foulante au château, l'eau thermale est d'abord élevée jusqu'à la hauteur de 280 mètres; à partir de ce point culminant, qu'elle n'atteint, par suite de diverses sinuosités, qu'après un parcours de plus de 400 mètres, l'eau minérale est reçue dans des tuyaux en terre; elle les suit par une pente douce, pendant l'espace de 1,400 mètres, jusqu'à une seconde citerne, située en face de l'aile nord-est de l'établissement, à dix mètres au-dessus des réservoirs. Mais, comme entre ces récervoirs et la seconde citerne se trouve un ravin très profond, où coule l'un des ruisseaux qui contribuent à former la cascade dont nous avons parlé, il a fallu jeter un pont qui sert de support à un siphon renversé, en fonte, à travers lequel l'eau minérale descend pour franchir le précipice et remonter au terme de sa course.

Le développement de ces divers conduits se trouve être ainsi de plus de 1,900 mètres. Sans doute il eût été facile de l'abréger en suivant un tracé plus direct; mais alors, du point de départ à celui d'arrivée, il eût fallu faire un emploi exclusif de conduits en fonte, et des vues d'économie ne permirent pas de s'arrêter à ce parti.

Pour quiconque réfléchit à la longueur de ce trajet, il n'est pas étonnant que les eaux perdent en route près de la moitié de leur chaleur primitive: en effet, dans les circonstances les plus favorables, elles n'arrivent au réservoir de distribution qu'à 37 °.

Si à cette température les eaux peuvent être employées en bains, il n'en saurait être de même lorsqu'il s'agit de les administrer en douches. Il a donc fallu chercher le moyen de parer à ce grave inconvénient. Pour cela, avant de laisser l'eau pénétrer dans le bassin, on lui fait parcourir un serpentin replié sept fois sur lui-même (chaque volute ayant environ 5 mètres), et plongé dans un brasier; de telle sorte que, sans avoir cessé de cheminer avec rapidité, l'eau se réchauffe et débouche dans le réservoir avec une température de 60 °.

Bien que, dans notre intime conviction, un mode de chauffage aussi ingénieux et fait à vaisseau clos ne puisse altérer en rien les propriétés d'une eau qui ne contient d'ailleurs que des principes fixes, et qu'à l'appui de cette conviction viennent les cures nombreuses obtenues dans les thermes de la Motte, il n'en est pas moins vrai que le prestige de la thermalité naturelle est détruit, et que les prôneurs des établissements rivaux ont belle chance auprès du vulgaire à s'écrier : Mais à la Motte on chauffe les eaux, et l'on n'y trouve plus qu'un calorique artificiel! Or on sait tous les arguments dont on s'appuie pour représenter ce calorique comme bien différent de celui que fournit la seule nature (1).

Il est donc de la plus haute importance, ne fût-ce qu'au point de vue de la rivalité nationale, de faire cesser ce fâcheux état de choses; et déjà, sans trop d'imprudence, on peut s'en flatter, on est à la veille

(1) On entend vulgairement soutenir l'opinion que le calorique des eaux thermales diffère essentiellement de celui obtenu par des moyens artificiels.

En effet, la déperdition de la chaleur des eaux thermales est plus lente que celle des eaux chauffées à nos foyers ordinaires; mais cette anomalie n'est qu'apparente. Certains sels minéraux ayant une faculté de rayonnement moindre que celle de l'eau pure, il s'ensuit nécessairement que les eaux qui contiennent des matières minérales en dissolution se refroidisent plus lentement que celles qui n'en sont pas chargées, ou du moins

d'atteindre ce résultat tant désiré. Il est en effet plus que probable que les nouveaux travaux ayant quadruplé le volume de l'eau minérale, celle-ci, arrivant en plus grande quantité et à plus grande vitesse, perdra en route une partie moins notable de sa précieuse thermalité. (1) Mais si, contre toute attente, il en était autrement, l'administration supérieure, le département, n'hésiteraient point sans doute à ne pas laisser leur œuvre incomplète : les quelques milliers de francs qu'absorberait une rectification de la conduite, rectification qui permettrait d'en diminuer la longueur de près d'un quart, constitueraient pour le département un placement d'autant plus avantageux que, si la somme laissée dans la contrée par les baigneurs actuels peut être évaluée à 70,000 fr., il est fort à présumer que cette somme serait, avant bien

qu'en partie plus minime. Mais, si dans une eau froide pure on ajoute une quantité de sels de même nature, égale à celle contenue dans une eau thermale donnée, et que l'on chauffe la première au même degré que la seconde, le refroidissement aura lieu dans le même espace de temps.

On a prétendu aussi que nos organes supportaient plus facilement la chaleur des eaux thermales que celle des eaux chauffées artificiellement : l'observation réduit cette opinion à néant.

(*Cours inédit de M. le professeur* FOURNET, *rédigé par M.* P. ST-OLIVE.)

(1) Dans ce but l'on se proposait d'augmenter l'élévation de la colonne ascendante, afin d'avoir dans une plus grande pression un moyen bien simple de soumettre les conduits en terre à une puissance accélératrice.

peu de temps, plus que doublée du moment où les partisans de la thermalité pure verraient s'anéantir leur juste objection.

Dès à présent il est, du reste, facile d'apprécier le bien-être que l'établissement répand dans le pays : en effet, plus de soixante-dix employés, pris la plupart dans la localité, trouvent pendant la saison thermale une utile application de leurs diverses industries.

Envisagée au point de vue de la salubrité, la localité dont nous nous occupons offre des avantages que l'on trouverait difficilement ailleurs ; tous les médecins qui ont écrit sur la Motte se sont accordés pour signaler à l'attention des météorologues le fait assez étrange de l'absence presque absolue de serein qui distingue ce climat.

L'existence de ce fait, qui semble tout d'abord en désaccord avec les lois de la physique, est assez difficile à croire, et j'avoue qu'à mon arrivée dans le pays j'en abordai l'étude avec un esprit de doute bien voisin de l'incrédulité; bientôt il fallut pourtant se rendre à l'évidence et partager la conviction des milliers de témoins qui jouissent avec étonnement d'un phénomène qui, pour une localité thermale, est un véritable bienfait. Personne n'ignore de quelles précautions les malades doivent s'entourer dans la plupart des thermes pour se garantir de l'influence de l'humidité dès que le soleil abandonne l'horizon; de même, sur les bords de la mer, l'humidité est si grande pendant les soirées, que les chapeaux et les habits des promeneurs de nuit en sont ramollis (1).

(1) M. le Dr Camous : Conseils hygiéniques et médicaux aux malades qui viennent passer l'hiver à Nice. 1848.

Lorsque le vent souffle du large, après une promenade faite sur le littoral, les vêtements et les parties du corps exposés au contact immédiat de l'air sont imprégnés d'une légère humidité saline, très appréciable lorsqu'on passe, par exemple, sa langue sur les lèvres, et qui, venant à sécher ensuite, rend jusqu'à certain point hygrométriques les habits dont on était revêtu (1). A la Motte, au contraire, les baigneurs prolongent en toute sécurité leurs promenades du soir, et la chaussure la plus légère peut, la plupart du temps, sans le moindre inconvénient, s'aventurer à travers l'herbe toujours sèche de la prairie.

Mais, pour quiconque médite sur les scènes de la nature, il ne suffit pas de constater un fait; l'explication de ce qu'il peut avoir d'étrange devient un véritable besoin : aussi pendant longtemps avons-nous cherché à nous rendre compte de cette sécheresse exceptionnelle de notre atmosphère, sécheresse d'autant plus étonnante que notre pays est sillonné de cours d'eau, et que, par suite de l'industrie cloutière à laquelle se livrent tous nos habitants, des forges, presque aussi multipliées que les chaumières, sont toutes munies de l'instrument connu sous le nom de *trompe des montagnes*. Or ces instruments, qui fonctionnent d'autant mieux qu'ils sont criblés d'un plus grand nombre d'ouvertures faites par l'art ou par le temps, devraient, en brisant l'eau et la laissant suinter de toutes parts, contribuer singulière-

(1) Le Coeur : Des Bains de mer.

ment à saturer l'atmosphère d'humidité. Comment se fait-il donc que la condensation nocturne de cette humidité ne puisse s'opérer?

Le vallon de la Motte est de fort médiocre étendue, resserré qu'il se trouve de trois côtés par les monts élevés qui l'abritent. Une fois échauffé par l'action solaire, le rayonnement s'y fait avec lenteur, et il ne serait pas étonnant que l'humidité atmosphérique ne pût se déposer sur des corps qui conserveraient une température restée supérieure à la sienne; mais là n'est point, selon nous, l'explication cherchée : si la Motte n'offre pas de serein, en d'autres termes, si l'humidité de son atmosphère ne se condense pas, c'est que cette humidité même n'existe point, et c'est avec bonheur que nous avons dû reconnaître que la Motte venait précisément se ranger ici comme un argument de plus à l'appui de la belle théorie sur les marées atmosphériques du savant professeur de géologie, M. Fournet:

« Les marées atmosphériques poussent avec elles « les corps susceptibles de flotter. C'est ainsi que, « suivant les circonstances, les fumées et surtout *la* « *vapeur d'eau* vont se condenser durant le jour au- « tour des hautes cimes (vallée d'Aoste, de la Mau- « rienne, de l'Ossella, d'Aurasca, de la Sésia, vallée « d'Illier, Col-du-Géant, Valais, Pilat), ou bien sont « ramenées durant la nuit vers les concavités (Mar- « tigny, Chessy, Saint-Marcel, vallée du Gier): d'où « il suit que l'air *se dessèche durant la nuit, et devient* « *plus humide durant le jour sur ces hauteurs;* tandis « que l'effet inverse a lieu pour la nuit dans les con-

« cavités (Genève, Col-du-Géant, Saint-Paul). Il est « facile de voir, d'après cela, que les marées doivent « jouer un rôle important dans les développements « des nuages parasites et dans les phénomènes de la « distribution de la pluie et des orages (1). »

Le savant professeur explique ces alternatives de courant ascendant diurne et de courant descendant nocturne, par l'échauffement des cimes par le soleil levant qui détermine un courant ascendant; tandis que l'échauffement de la plaine, plus considérable dans la journée que celui de la montagne, détermine vers le soir un courant descendant.

Or le val de la Motte est, nous le savons, élevé de 160 mètres au-dessus de l'abîme où roule le Drac; nous connaissons l'espèce de fente par laquelle son atmosphère entre en communication avec les couches froides et humides qu'entraîne le torrent: est-il donc un pays dont la configuration puisse mieux se prêter à l'application d'une théorie qu'elle confirme en tous points? A peine le soleil a-t-il disparu, que la marée atmosphérique s'abaisse vers le torrent, entraînant dans son mouvement toutes les vapeurs, de manière qu'il ne reste plus sur la montagne qu'un air parfaitement sec; et il est si vrai que les choses se passent ainsi, que chaque matin nous rend, pour ainsi dire, palpable le phénomène inverse : dès que le soleil commence à dorer la cime du Sénèpe, nous voyons arriver du Drac, et s'élever peu à peu, de

(1) Annales de chimie et de physique, tome LXXIV.

légeres vapeurs, qui se condensent de plus en plus, et semblent obéir à une espèce d'attraction qui les tient plaquées contre la montagne jusqu'à ce que, parvenues à son sommet, elles aillent grossir les nuages ou se dissiper dans la grande masse dissolvante qui s'en empare. Eh bien! si dans ce moment la terre que nous foulons n'a pas encore recouvré le calorique qu'elle a dû perdre pendant la nuit, oh! alors la condensation s'effectue, tout se tapisse d'une passagère humidité; de telle sorte que si la Motte n'a presque jamais de serein, il n'en est pas de même, à beaucoup près, de ce qu'on appelle la rosée.

La moyenne barométrique, déduite d'un grand nombre d'observations, est de 707 millimètres à Lyon. Cette moyenne se trouvait, aux mêmes époques, de 748 millimètres.

Bien que l'élévation de la Motte au-dessus du niveau de la mer soit de 475 mètres, comme sa latitude est de 4° plus méridionale que celle de Paris, il en résulte que sa température n'est point aussi froide que pourrait le faire supposer la longueur de la pente qu'il faut gravir pour y arriver. Pendant l'été de 1846, sa moyenne thermométrique a été de 23°, tandis que celle de Lyon, placée à 313 mètres plus bas, ne lui était supérieure que de 2°. Aussi, le terrain, loin d'appartenir par sa végétation, comme se montrent disposés à le croire la plupart de ceux qui ne l'ont pas visité, à la zône du cidre et des pommiers, se prête merveilleusement à la culture du mûrier et de la vigne; les melons qu'on y cueille sont exquis, et, longtemps avant que la belle vallée du Graisivaudan ait produit une seule asperge, le jardinier de l'établissement en approvisionne le marché du voisinage.

La prairie qui, de la base du château jusqu'au pied du Sénèpe, étale son beau tapis de verdure, semble s'être chargée de répondre d'avance à l'enquête demandée par M. le Ministre sur les bons effets du sel marin appliqué à l'agriculture. Les plantes fourragères de toute la partie du pré, qui recevait pour son irrigation les eaux d'écoulement des bains et des douches, avant qu'elles fussent ce qu'on appelle vulgairement *embournées*, présentent effectivement une végétation d'une beauté remarquable. Or, la quantité de chlorure de sodium, offerte ainsi chaque jour à l'absorption végétale, n'était guère moindre de *trois cents kilogrammes*.

Ce qui dépose de la salubrité d'un pays plus que toutes les considérations déduites des diverses observations météorologiques, c'est, sans contredit, l'état de santé dont jouit la population qui l'habite. A ce compte, il serait difficile de rencontrer aussi bien que notre vallon : les habitants des divers hameaux qui nous entourent offrent un développement physique tout-à-fait modèle; nulle part on ne trouverait dentition plus parfaite; les hommes, d'une taille moyenne, type de la race montagnarde, sont tous d'une force herculéenne; dès l'âge de 18 ans, on en voit ne pas craindre de s'associer aux rudes fatigues de nos porteurs.

Contrairement à ce qui se passe dans la plupart des vallées alpestres, c'est en vain qu'on chercherait à la Motte un seul goîtreux, à plus forte raison n'y trouve-t-on pas de crétins. Cette circonstance, pour le dire en passant, paraîtrait même venir à l'appui de l'opinion qui attribue le développement du goître et l'existence du crétinisme aux eaux lourdes et peu potables qui proviennent de la fonte des neiges.

La Motte, éloignée des glaciers par une marche de près de deux journées, n'en reçoit pas immédiatement ses eaux potables; celles-ci sont d'ailleurs séléniteuses, tout juste au point où quelques degrés de plus les rendraient nuisibles.

C'est, sans doute, à la même cause qu'il faut attribuer l'excellence de notre laitage, tandis que, dans les Pyrénées, des vaches de la plus belle espèce, tirées de la Normandie, et donnant par jour douze à quinze litres d'un lait gras et riche, ne tardent pas à dégénérer dans les pâturages de ces montagnes et ne fournissent bientôt plus que quatre à cinq litres d'un lait pauvre et maigre (1) : or, il est avéré que l'on ne peut parcourir ces vallées sans avoir le regard attristé par la foule de goîtreux et de déplorables crétins qui encombrent certains villages (2).

(1) Le Dr Donné.

(2) Au jugement des hommes compétents, de M. Elie de Beaumont, par exemple, M. Grange, professeur distingué de la Faculté des Sciences de Grenoble, aurait mis le doigt sur la cause véritable du goître et du crétinisme.

C'est aujourd'hui une opinion généralement établie que les eaux domestiques jouent un rôle important dans la nutrition en fournissant à l'économie des substances nécessaires à ses besoins, et qu'elle ne trouve pas toujours en quantité suffisante

Il n'est pas étonnant que, doué d'une belle santé, l'habitant de nos montagnes se montre, en général, actif et laborieux : semblable, en cela, au paysan de la Suisse, celui de la Motte ne craint pas de porter la houe à de grandes hauteurs, et le versant septentrional du Sénèpe atteste, jusque sur les points les plus élevés, que nos colons ne reculent pas devant la culture, pénible autant qu'ingrate, des terres trop pentives. Peu à peu les forêts battent en retraite devant les infatigables efforts des défricheurs; mais

dans les aliments ordinaires :tel est le carbonate de chaux. Mais ces eaux peuvent contenir tantôt des principes minéralisateurs utiles, tantôt des principes délétères, et c'est à ces principes délétères inconnus que les populations et les observateurs attribuent le développement du goître, du crétinisme et du rachitisme.

M. Grange discute rapidement, dans son remarquable travail, les opinions émises sur la cause probable du goître et du rachitisme, et il montre qu'aucune de ces théories ne pouvait rendre compte des faits. Ses analyses lui ont indiqué la présence d'une quantité notable de magnésie, 10 à 25 °/₀ de la totalité des sels, dans toutes les eaux des villages et des vallées où le goître et le crétinisme sont endémiques; et, d'une série de savantes recherches, faites avec le plus grand soin dans les Hautes-Alpes, la Suisse, le Piémont, les Vosges, les Pyrénées, ce professeur distingué conclut que, si les eaux sont, comme on le croit généralement, la cause prochaine du développement du goître et du crétinisme, on peut rapporter leur action délétère aux sels de magnésie, ou peut-être, à la fois, à la présence de la magnésie et à l'absence d'une quantité de chaux suffisante aux besoins de l'économie.

(*Compte-rendu de l'Académie des Sciences*, année 1848.)

comme l'étendue des terrains, ainsi conquis au profit des céréales, est loin d'être en rapport avec la population (1), la production locale ne peut suf-

(1) Pendant le premier quart du siècle dernier, la population de notre contrée, loin d'augmenter, avait subi une légère diminution : de deux enquêtes, faites par les Commissaires du roi en 1700 et 1725, il résulte, en effet, que le nombre des habitants de la communauté (St-Martin, la Motte-d'Aveillans réunis), qui, lors de la première enquête, s'élevait à 197, ne dépassait pas 190 vingt-cinq ans plus tard. Aujourd'hui, la population n'est pas au-dessous de 1,900 âmes, dont 752 pour la Motte-St-Martin.

Ces deux enquêtes présentent, en outre, d'assez curieux documents : les habitants se plaignent des ravines et des débordements qui ont, depuis le parcellaire de 1632, emporté plus de 300 septerées des meilleurs fonds. Ils paient, disent-ils, des cens excessifs à plusieurs seigneurs directs, et notamment au duc de Lesdiguières, au seigneur du lieu et aux dames religieuses de Laye.

Une fontaine d'eau minérale attire, il est vrai, plusieurs malades, mais il n'y a que deux ou trois habitants qui en retirent quelques avantages.

Les meilleurs prés peuvent s'arenter dix ou douze livres la septerée, les médiocres sept ou huit ; les meilleures terres, six quarteaux deux cinayers de froment (104 litres).

La dîme est affermée 830 livres six chapons (*).

Chose remarquable ! dès cette époque les habitants font d'énergiques remontrances contre les défrichements, et ils demandent à reboiser, moyennant un dégrèvement. Il se fait, disent-ils, dans la communauté, quantité d'*essards* dans le milieu des bois, et beaucoup dans la montagne du Mollard et du Majeuil, ce qui cause la ruine des fonds inférieurs, et ils insistent pour qu'on défende d'*essarter*, et qu'on encourage le reboisement.

(*) La contribution foncière s'élève, de nos jours, à 6,943 fr. 62 c. ; il est vrai que la même mesure des meilleurs prés peut s'arenter 45 fr., et celle des médiocres, 30 à 32 fr.

fire à là consommation, et bien malheureuses seraient nos chaumières si une industrie manufacturière ne leur permettait de faire face aux dépenses qu'exige une coûteuse importation.

Les femmes, une fois les travaux agricoles terminés, exercent toutes le métier de tresseuses de paille, tandis que les hommes se livrent à la fabrique des clous, à l'extraction du charbon (anthracite) et à son colportage.

Une bonne tresseuse de paille, travaillant seize heures par jour, peut faire en deux journées dix-huit mètres de tresses. Cette mesure, qui est habituellement employée pour la confection d'un chapeau, est payée 1 fr. 25 cent., y compris la valeur de la paille estimée 20 cent. Dès l'âge de six ans, les jeunes filles commencent à tresser; leur tâche moyenne est de 4 à 5 mètres, et leur gain est de 12 à 15 cent.

La journée des cloutiers est un peu plus avantageuse; en général, ces ouvriers travaillent à façon : le marchand leur remet un paquet de barres de fer, du poids de 25 kil.; quel que soit le diamètre des barres, depuis 2 millim. jusqu'à 7 millim., chaque paquet bien travaillé produit de 20 à 21 kil. 50 de clous, suivant la grosseur de ces derniers, dont le nombre varie de cinq mille à vingt-deux mille par paquet : le déchet est d'autant plus grand que le nombre de clous est plus considérable, tandis que les prix de façon suivent un ordre inverse; de telle sorte que, si un bon ouvrier peut, en six jours de travail, livrer dix mille clous de l'espèce la plus petite, il est souvent moins avancé que celui qui, ne fabriquant que les plus forts numéros, n'en peut, dans le même temps, forger que cinq mille. En effet, si le prix de façon de ces derniers est de 1 fr. 50 cent. le mille, les premiers ne sont payés que 60 cent.

En temps prospère, la plus forte journée d'un bon ouvrier ne dépasse pas 1 fr. 80 cent.; mais il faut rester à la forge depuis deux heures après minuit jusqu'à six heures du soir, et, pendant cette longue période, la consommation de la poussière d'anthracite n'est pas moindre de 75 kil.

Ce menu charbon coûte à la carrière 15 cent. les 50 kil., et le transport en double le prix. Il est vrai que chaque forge peut recevoir six ouvriers, chacun de ces derniers payant la location de sa place 15 cent. par jour ou 3 fr. 50 cent. par mois.

Un enfant peut commencer ce genre de travail à l'âge de douze ans : il use ordinairement cinq paquets de fer avant d'en tirer parti; pendant deux ans, les clous qu'il fabrique ne se vendent qu'à un prix inférieur à celui du fer; et, après cette espèce d'apprentissage, le jeune forgeron peut en fabriquer un millier par jour; les vieillards d'un âge avancé en forgent encore cinq mille par semaine.

Les ouvriers employés dans les mines sont, en général, plus fortement rétribués : leur salaire s'élève communément à 3 fr. par jour, et souvent il dépasse cette somme.

La durée du travail n'est que de neuf heures : entrés, par exemple, à six heures du matin dans les chantiers, les mineurs en sortent à quatre heures de l'après-midi, après avoir donné une heure au déjeûner; ils ne sont remplacés dans les travaux que deux heures après leur départ, afin de laisser aux ébranlements le temps de produire leur effet.

L'exploitation se fait par galeries horizontales; sur un point, on travaille même à ciel ouvert : là, les couches d'anthracite sont si superficielles que, à l'égal d'une récolte pendante, elles ont besoin d'être protégées contre les maraudeurs.

Le charbon se vend à la carrière 1 fr. 20 cent. les 100 kil. en première qualité; mais les panières, telles qu'elles sortent des galeries, ne se paient que le même prix, bien qu'elles pèsent 140 kil.

Les magasins se remplissent depuis le premier janvier jusqu'à la fin de mars, pour ne s'ouvrir aux acheteurs qu'à la fin de juillet. Une fois les magasins vides, ce qui a lieu ordinairement à la fin d'octobre, on ne vend plus que le charbon tel qu'il sort de la carrière, ou les charbons de second choix, les autres étant réservés pour les magasins.

Il faut alors accepter le charbon ainsi qu'il se présente; contre argent déposé d'avance, un billet est délivré au bureau pour être remis au préposé chargé de faire vider les panières. Ce numéro est répété sur la panière, laquelle doit peser 140 kil. L'acheteur a le droit d'exiger la vérification du poids; mais il ne peut faire admettre un refus de prendre livraison, fondé sur la mauvaise qualité, qu'à la condition de se voir, pendant quatre semaines, exclu de toute vente. Il est vrai de dire qu'une seule concession est régie par ce règlement, et que, malgré sa rigueur, les produits peuvent à peine suffire aux demandes. Les billets se distribuent quatre jours avant la livraison, et celle-ci n'a lieu que par ordre d'inscription. A la fin de septembre, il faut se faire inscrire quinze jours d'avance. Dans ces moments de presse, il n'est délivré à chaque acheteur qu'une quantité de charbon proportionnée à son genre de chargement : ainsi, un muletier ne recevra que cinq panières, tandis que le possesseur d'un char en obtiendra quarante ou cinquante.

Depuis la construction du pont de la Rivoire, le transport à dos de mulet, qui, de la carrière, se faisait au gros bourg de Monestier et occupait un grand nombre de nos habitants, a singulièrement diminué.

Les charbonniers trouvent un bien plus grand avantage à se servir, sur une belle route, de charrettes de dimensions diverses : mais ne possède pas qui veut un fort attelage; et, dans l'intérêt de nos petits propriétaires, ce serait un acte de grande philanthropie, et probablement d'assez bonne spéculation, que l'établissement d'une passerelle au bas des pentes de notre vallon : les deux solives juxtaposées, qui sur ce point établissent la communication entre les deux rives du Drac, rappellent trop le pont aux chèvres de La Fontaine. Cette traversée est loin d'être sans danger; on voit souvent ânes ou mulets être saisis, à son approche, d'un sentiment de frayeur invincible : ainsi lorsque, dans les marchés, il est de notoriété qu'une bête de somme, offerte à la vente, *passe le pont*, cette circonstance ne manque pas de lui donner une grande plus-value. C'est que, pour un grand nombre, les coups redoublés, les bandeaux sur les yeux, le feu convenablement approché, rien n'y fait; heureux encore si, pour se déclarer, l'horreur du gouffre n'attend pas le milieu du passage! alors, comme le peu de largeur interdit le demi-tour, on comprend quelle partie de l'animal peut seule servir à diriger les pas rétrogrades... Mais ce qui n'est que plaisant, lorsqu'il ne s'agit que d'un burlesque épisode de promenade, devient bien triste en vue de la perte d'un modique salaire : modique, en effet; car les plus forts mulets ne portent pas au-delà de 150 kil.; et ce chargement, fait, à la mine, au prix de 1 fr. 80 cent., n'est payé au Monestier que 3 fr. 90 cent.!

De ces diverses considérations, qui porteraient à croire que, eu égard au peu de frais qu'entraîne la vie des champs, le prix de la journée s'élève, en général, à un taux plus avantageux que celui obtenu, en moyenne, par la plupart des ouvriers tisseurs de nos grandes villes, peut-on conclure que nos ménages vivent tous dans une heureuse aisance? Non, certes : si l'on regarde avec raison de nombreux enfants comme étant, en général, un des éléments de la richesse du paysan, n'oublions pas qu'à la Motte il ne saurait en être ainsi. La population, nous l'avons dit, est bien plus industrielle qu'agricole : ici, plus d'occupations utiles à confier au jeune âge, point de ces divers et nombreux troupeaux à conduire aux pâturages; un seul berger suffit à la commune, et bien des années s'écoulent avant que la jeune fille puisse vaquer aux soins du ménage, ou que le jeune garçon puisse aborder les travaux de l'enclume. D'un autre côté, si la gelée n'a pas de prise sur les cours d'eau nécessaires à nos forges et n'impose, par conséquent, aucun chômage, il n'en est malheureusement pas de même des commotions commerciales.... Bientôt, dans ces jours de deuil, les feux se ralentissent, puis ils s'éteignent, et une misère accompagnée de souffrances sans nom ne tarde pas à surgir... Aussi, à la Motte, autant et plus peut-être qu'ailleurs, se répandent bien des larmes; et, sans que l'œil y soit attristé par le déplorable étalage de la mendicité, la bienfaisance de nos baigneurs trouve plus d'une occasion de s'exercer.

CHAPITRE II.

Analyse. — Propriétés.

Les eaux de la Motte, analysées à diverses reprises, l'ont surtout été avec le plus grand soin, en 1844, par MM. les docteurs Bally et Henri, membres de l'Académie nationale de médecine. Voici quel a été le résultat des travaux de ces savants académiciens :

Sur mille grammes :

Acide carbonique libre	Quantité indéterminée.
Carbonate de chaux.	0,80
— de magnésie.	0,80
Sulfate de chaux.	1,65
— de magnésie.	0,12
— de soude anhydre.	0,77

Chlorure de sodium.	3,80
— de magnésium.	0,14
— de potassium.	0,06
Bromure alcalin.	0,02
Silicate d'alumine.	0,02
Crénate et carbonate de fer.	0,02
Manganèse.	traces.
Eau.	992,60

Cette composition, comparée à celle de l'eau de mer, présente avec cette dernière une si grande analogie qu'il n'est pas étonnant que la plupart des malades auxquels on a conseillé, avec succès, les bains de mer, trouvent à la Motte un remède d'une souveraine efficacité.

Il est sans doute loin de notre pensée de faire, des thermes confiés à notre inspection, une panacée universelle; mais c'est avec la plus intime conviction que nous déclarons néanmoins qu'il est, à notre avis, peu d'affections dans lesquelles les eaux de la Motte, convenablement administrées, ne puissent trouver leur emploi, sinon comme moyen curatif, du moins comme agent propre à procurer un notable soulagement (1).

(1) A l'appui de son projet, M. Berriat avait eu l'heureuse pensée de procéder à une espèce d'enquête médicale sur les propriétés des eaux de la Motte, qui devaient alimenter ses magnifiques piscines de Grenoble; un grand nombre de médecins les plus recommandables des villes de Vienne, Romans, Gap, Bourgoin, la Tour-du-Pin, St-Etienne, etc., furent alors

Nous disons convenablement administrées, parce qu'en effet nous voyons trop souvent rejeter sur le remède un insuccès dont une mauvaise direction peut seule être accusée; car on oublie trop la vérité de cet axiome de médecine que : *tous les remèdes qui peuvent faire beaucoup de bien, peuvent aussi faire beaucoup de mal.*

Nous allons passer en revue les différentes affections contre lesquelles le moyen dont il s'agit a démontré son action médicatrice; nous indiquerons ses divers modes d'administration, et nous tracerons la marche qui nous paraît la plus convenable pour en retirer tous les avantages sur lesquels on aura dû compter.

Rhumatisme.

Parmi les maladies qui ont été soumises avec le plus de succès à l'action des eaux de la Motte, nous placerons en première ligne le rhumatisme.

Il n'entre pas dans notre plan de disserter ici sur la nature de l'affection qui porte ce nom; nous dirons seulement qu'une fois qu'il a pris droit de domicile chez un malade, le rhumatisme, semblable à un véritable protée, nous a paru revêtir bien des formes.

Dans le cours de notre travail, nous nous bor-

unanimes pour déclarer, en termes variés, que *ces eaux sont d'une utilité incontestable pour une foule de maladies, et donnent lieu à des guérisons vraiment remarquables.*

(*Exposé fait par M.* BERRIAT, *ancien maire de Grenoble, le* 24 *juillet* 1843.)

nerons à ne citer qu'un petit nombre d'observations très légèrement esquissées ; en rapporter davantage et entrer dans de minutieux détails, augmenterait démesurément cet opuscule sans donner plus de poids à des assertions dont la meilleure garantie doit résider, après tout, dans le degré de confiance que peut inspirer le caractère de l'écrivain.

Observation. — Madame V***, âgée de trente-deux ans, d'un tempérament sanguin et d'une forte constitution, éprouvait depuis quatre ans des douleurs dans les faisceaux musculaires de l'une des cuisses ; ces douleurs ne s'étaient jamais accompagnées de fièvre, elles n'étaient point continues, revenaient à des époques indéterminées, et rendaient alors la marche difficile ; mais jamais elles n'avaient apporté de trouble dans les diverses autres fonctions. Madame V.., depuis l'apparition de ces douleurs, était atteinte d'une ophthalmie palpébrale qu'elle avait combattue vainement par tous les moyens imaginables ; la cautérisation elle-même avait été itérativement employée sans succès. L'impression d'une vive lumière était insupportable ; aussi, dès la chute du jour, la malade renonçait à toute occupation incompatible avec une demi-obscurité.

Madame V*** se rendit à la Motte au mois de juillet 1845. Le traitement thermal, sans avoir amené l'entière disparition des douleurs musculaires, les a notablement soulagées; leurs retours ont été beaucoup plus éloignés, et leurs déchirements beaucoup moins vifs. Mais un résultat auquel on ne songeait guère a été l'entière disparition d'une ophthalmie, si rebelle qu'on avait, de guerre lasse, cessé d'y opposer aucun remède. La cure de cette ophthalmie, que nous appellerons volontiers rhumatismale, ne s'est pas démentie : Madame V*** peut se livrer aux travaux d'aiguille les plus délicats, et faire la lecture à la lumière sans que ses yeux, autrefois si sensibles, en éprouvent la plus légère fatigue.

Observation. — Monsieur M***, âgé de cinquante-deux ans, d'un tempérament sanguin et d'une constitution athlétique, avait été, il y a trois ans, affecté d'une violente douleur sciatique. A la suite d'une application révulsive un peu énergique, la jambe s'était ulcérée et était devenue le siége d'un engorgement œdémateux assez considérable. Pendant trois ans M. M*** s'était inutilement rendu aux eaux d'Aix. Dès la fin de la seconde semaine de son séjour à la Motte, l'état de la jambe s'était très notablement amélioré, et M. M*** nous disait : « Je me trouve d'autant « mieux à la Motte, que j'y recouvre la vue. Depuis « l'invasion de mes douleurs, je ne pouvais plus lire « à la lumière; et voilà que maintenant je puis, pen- « dans trois heures de suite et sans en éprouver le « moindre malaise, faire la lecture des caractères les « plus fins de mon journal. »

Observation. — Madame D***, âgée de soixante-quatre ans, d'un tempérament sanguin et d'une très forte constitution, s'exprimait ainsi au mois d'août dernier : « En arrivant à la Motte, j'espérais bien y « trouver, ce qu'après tout aucun autre établissement « thermal ne m'eût refusé, le soulagement des dou- « leurs que j'éprouvais dans le genou; mais j'avais

« une vieille infirmité à laquelle je m'étais tristement « résignée : aussitôt le soleil couché, il fallait re- « noncer à la lecture et fuir tout salon, ne fût-il que « modestement éclairé ; et me voilà un journal ou les « cartes à la main, affrontant la brillante clarté des « plus fortes lampes. »

Observation. — Madame F***, âgée de soixante-six ans, d'un tempérament sanguin, d'une forte constitution et d'une rare activité, avait toujours joui d'une excellente santé, lorsqu'à l'âge de cinquante ans elle fut atteinte de douleurs vives dans les articulations des doigts ; et ces articulations ne tardèrent pas à présenter de nombreuses nodosités.

Madame F*** s'était toujours refusée à suivre le conseil qu'on lui avait plusieurs fois donné, de recourir à un traitement thermal. Elle supportait ses souffrances avec courage, et les soulageait parfois à l'aide de quelques frictions opiacées.

Au printemps de 1847, à la suite d'une vive frayeur, Madame F*** fut prise de quelques accès de fièvre, pendant lesquels se déclarèrent des palpitations d'une fréquence et d'une violence telles qu'un instant l'on put croire à l'invasion d'un anévrisme du cœur.

Cependant les douleurs des articulations avaient cessé, mais les jambes étaient d'une faiblesse extrême : la malade ne pouvait rester debout pendant quelques minutes, sans obéir bientôt à un mouvement d'affaissement. Les digestions étaient de plus en plus difficiles ; le ventre, peu d'instants après l'ingestion des aliments, se météorisait démesurément, l'oppression était extrême, le sommeil des plus agités.

Consulté au mois de mai par Madame F***, je crus devoir attribuer le départ des phénomènes morbides dont elle était affligée à la présence d'une endocardite. La disparition des douleurs, qui si longtemps avaient eu leur siége dans les articulations, me fit considérer cette affection comme étant de nature rhumatismale, et j'insistai vivement pour que Madame F*** fît le voyage de la Motte.

Madame F*** se rendit à mon avis. Je passe sous silence toutes les précautions dont le traitement dut s'entourer, et je laisse à M. F*** le soin de raconter lui-même à nos lecteurs si Madame a eu lieu de s'en applaudir :

« . . . . . Si vous vous occupez d'un travail sur « les guérisons opérées par l'eau de la Motte-les-« Bains, vous pouvez consigner le fait de Madame « F***, dont le bien-être actuel est vraiment étonnant : « les forces dans les jambes sont revenues, les palpi-« tations ont cessé, sauf quelques légers mouvements; « elle se tourne et retourne dans son lit, et dort « dans toutes les positions. Si parfois l'estomac est « un peu chargé, ou qu'un rêve lui présente des « images fantastiques, son cœur se met à battre, « mais cet état ne dure que quelques minutes; l'ap-« pétit se soutient constamment; en outre, son gosier, « qui depuis plus de deux ans ne pouvait articuler « aucun son, a repris toute son élasticité. »

Le nombre des personnes affectées de rhumatismes divers qui se rendent à la Motte augmente chaque année; la plupart y trouvent une complète guérison, beaucoup sont soulagées, une très faible minorité n'éprouve aucune amélioration.

Goutte.

Il n'en n'est pas de même, à beaucoup près, de la goutte. Parmi les rares goutteux que nous avons eu l'occasion d'observer à nos thermes, nous n'avons encore constaté aucune guérison; le plus souvent seulement les accès ont été notablement influencés, soit sous le rapport de leurs retours devenus moins fréquents, soit sous celui de la violence des douleurs rendues beaucoup plus supportables.

Hydarthroses chroniques. — Tumeurs blanches. — Fausses ankyloses.

Les épanchements dans les articulations, les tumeurs blanches, les fausses ankyloses viennent, en assez grand nombre, se soumettre à notre médication thermale. Le soulagement que ces diverses affections en retirent est difficile à apprécier, parce qu'il est de leur nature de ne céder que bien lentement à l'action des moyens qui les combattent avec le plus de succès, et que ce n'est qu'après plusieurs saisons consécutives que l'on peut parvenir à un bon résultat.

Entorses. — Diastases.

Les entorses, les violentes distensions des parties ligamenteuses des articulations, constituent une lésion d'autant plus grave que, par un déplorable préjugé que les plus douloureux mécomptes restent inhabiles à déraciner, le premier soin de la plupart des personnes auxquelles surviennent de semblables accidents, est d'invoquer à leur aide un aveugle empirisme. Que les classes infimes de la société, dépourvues des connaissances les plus vulgaires, continuent à se laisser bénévolement exploiter par ces impérissables nuées de redresseurs, rengogneurs, renoueurs, rabilleurs, sorciers, que sais-je? cela se conçoit jusqu'à un certain point; mais que des personnes bien élevées s'obstinent, quoi qu'on en ait, à payer tribut à une crédulité qui vient incessamment enrichir nos musées d'anatomie pathologique, c'est chose vraiment par trop déplorable! Quoi qu'il en soit, lorsque par suite de la gravité de l'accident, ou, ce qui est infiniment plus fréquent, lorsque par suite de manœuvres imprudentes un mouvement fluxionnaire s'est établi sur les os spongieux des articulations, les thermes de la Motte obtiennent les plus beaux succès: nous avons vu des gonflements articulaires, accompagnés même de commencement de carie parvenue au point de faire pressentir la nécessité d'une prochaine et douloureuse mutilation, se résoudre avec rapidité, et permettre bientôt le libre usage d'un membre dont le sacrifice avait un instant paru inévitable.

Suites de luxations et fractures.

A la suite des luxations, les articulations restent quelquefois longtemps douloureuses; une irritation chronique souvent les envahit aussi bien que les tissus du voisinage, et il devient important de la déplacer. Pour y parvenir, l'action révulsive des douches offre un moyen des plus efficaces; mais c'est surtout lorsqu'à la suite des fractures les membres conservent des engorgements œdémateux, des raideurs d'articulation voisines d'un état d'ankylose, que les eaux de la Motte développent une puissance résolutive des plus prononcées: jamais dans ces cas nous n'avons observé que la solidité des cals plus ou moins récents fût, comme on en a exprimé la crainte, le moins du monde compromise par l'action de nos eaux bromurées; loin de là, nombre de fois nous avons vu arriver des malades s'aidant péniblement de deux béquilles, et à la fin de la saison leur marche libre et facile demandait à peine le faible appui d'un simple roseau.

On dirait que depuis quelques années les luxations spontanées deviennent vraiment plus fréquentes, c'est du moins ce que nous porterait à conjecturer le nombre de plus en plus grand des jeunes enfants qui offrent à notre observation cette grave affection. Luxations spontanées.

Les débuts de cette maladie nous paraissent peu susceptibles d'être attaqués par une médication thermale; mais lorsque d'autres moyens actifs et rationnels se sont rendus maîtres des premiers symptômes, cette médication peut trouver une judicieuse application.

De même, lorsqu'après avoir été méconnue, ou, ce qui est le plus ordinaire, lorsqu'après s'être montrée rebelle au traitement le plus savamment combiné, cette maladie a suivi ses tristes phases: déplacement, abcès nombreux, etc., alors les eaux de la Motte développent de bien salutaires propriétés. Sous leur administration, les abcès se tarissent, les fistules se ferment, et quelquefois même des parties qui semblaient soudées reprennent de la mobilité.

Observation. — Mademoiselle de B***, âgée de treize ans, d'un tempérament sanguin et d'une constitution de force moyenne, avait, sans cause appréciable, présenté les premiers symptômes d'une coxalgie ; le repos prolongé et la médication la plus rationnelle en avaient complètement triomphé. Depuis près d'une année, Mademoiselle avait repris le libre exercice de son membre, lorsqu'à la suite d'un faux pas, fait pendant une promenade sur un terrain montueux, l'articulation devint tout à-coup le siége de nouvelles douleurs. Cette fois les remèdes qui avaient si bien réussi furent vainement mis en usage, rien ne put s'opposer au progrès du mal, le déplacement eut lieu, et divers abcès vinrent s'ouvrir sur différentes parties du membre.

Dirigée sur l'établissement de la Motte par MM. les docteurs Viricel, Gensoul et Bonnet, cette jeune malade présentait à son arrivée un raccourcissement de plus de cinq centimètres. La claudication était d'autant plus grande et disgracieuse que l'os de la cuisse, en quelque sorte soudé avec celui du bassin, ne se prêtait à aucun mouvement.

Sous l'empire de la médication thermale, suivie pendant deux ans avec une rare persévérance, la suppuration s'est tarie, l'état général de la santé s'est amélioré, et la constitution s'est trouvée fortifiée au point que l'on a pu aborder une autre série de moyens devant l'application desquels Messieurs les médecins consultants avaient, dans le principe, sagement reculé. Confiée pendant l'hiver de 1847 aux soins éclairés de M. le docteur Pravaz, Mademoiselle de B*** a vu, sous l'influence d'une habile gymnastique dirigée par ce savant praticien, le membre malade reprendre peu à peu sa longueur et la liberté de ses mouvements. Nous sommes, à la vérité, loin de croire que dans ce cas la réduction de la luxation se soit opérée; car, bien que le raccourcissement fût presque nul, et que la mobilité de la cuisse sur le bassin fût incontestable, jamais la claudication ne nous avait paru plus forte que lorsque, pour la troisième fois, Mademoiselle, au mois de juillet dernier, se rendit à nos thermes: c'est qu'alors la laxité des parties qui entouraient la fausse articulation se prêtait mal à supporter le poids du corps; et cela est si vrai, qu'un mois plus tard, lorsque les eaux de la Motte eurent resserré les tissus et fait sentir leur action fortifiante, la démarche se rapprocha tellement de l'état normal que rien ne peut se comparer à la joie de la mère de Mademoiselle de B***, nous exprimant à son départ tout son bonheur de voir que le succès d'un traitement, objet d'indicibles sollicitudes, était désormais complet.

Caries. Nécroses. Ostéites. Périostéites.

Un grand nombre de malades affectés de caries, de nécroses, d'inflammations chroniques, soit des os, soit de leur périoste, se rendent à la Motte. Si la première de ces affections est ordinairement enrayée dans sa marche par l'effet des eaux, nous ne saurions en dire autant des trois dernières. Les moyens qui agissent avec le plus de succès contre celles-ci, manifestent leur action avec tant de lenteur qu'il n'est pas facile, dans une observation de quelques mois, de constater leurs salutaires effets.

Mal de Pott.

Il n'en est pas de même de ce qu'on appelle le *mal de Pott*, maladie qui n'est, après tout, qu'un genre de carie, et qui consiste dans la fonte purulente du corps d'une ou de plusieurs vertèbres. Les eaux de la Motte développent une puissance résolutive dont nous avons eu souvent à nous applaudir; mais jamais, que nous sachions, cette puissance ne s'est montrée aussi active que dans l'observation que nous allons citer, observation du reste à laquelle nous aurions nous-même peine à ajouter foi si de nombreux témoins, haut placés dans la science, n'avaient été aussi unanimes pour établir le diagnostic de la maladie que pour en constater la parfaite guérison.

Observation. — (1) Mademoiselle M***, âgée de quinze ans, d'un tempérament sanguin et d'une forte constitution, avait toujours joui d'une excellente santé, lorsqu'ayant fait un effort pour sauter sur une berge un peu élevée et s'y placer assise, le mouvement de torsion qu'elle dut exécuter fut aussitôt suivi d'une violente douleur dans la colonne épinière, au bas de la région dorsale. Il fallut reporter

(1) Nous prévenons que nous ne donnons pas même les véritables initiales des personnes dont nous citons les affections; nous ne croyons pas avoir le droit, fût-ce dans des vues de science et d'humanité, d'annoncer à son de trompe que telle demoiselle, à la veille de se marier, a été atteinte d'une carie coxo-fémorale, ou que telle autre a été affectée d'une carie non moins grave de la colonne épinière. Au reste, une garantie bien autrement grande que le serait un simple nom ne se trouve-t-elle pas ici dans la mention des quatre éminents médecins qui ont eu connaissance et pris note de cette remarquable observation?

Mademoiselle à son domicile, la placer au lit et recourir à de nombreuses applications de sangsues, et à toute la série des liniments sédatifs. Sous l'influence de cette médication les douleurs disparurent; mais on ne tarda pas à s'apercevoir que l'apophyse épineuse de la dernière vertèbre dorsale devenait de plus en plus proéminente : la saillie fut bientôt si considérable, que MM. les docteurs Viricel, Gilibert et Bonnet, convoqués par M. le docteur Desgaultières, médecin ordinaire de la malade, furent tous d'avis que cette saillie ne pouvait qu'être le résultat de la fusion d'un ou de plusieurs corps de vertèbres. Ce diagnostic, d'ailleurs, se confirmait par la présence d'une tumeur à fluctuation obscure et du volume d'une orange de moyenne grosseur, que Messieurs les médecins consultants reconnurent dans la fosse iliaque du côté droit. Des moyens de redressement et de support furent aussitôt savamment combinés; mais les médecins consultés insistèrent surtout pour que la jeune personne fût immédiatement transférée aux eaux de Balaruc ou à celles de la Motte. Celles-ci furent prises en boisson et en bains; une seule fois, sur les instances de la mère de Mademoiselle M***, instances basées d'ailleurs sur les prescriptions formelles de la consultation, nous consentîmes à laisser administrer une douche sur la saillie vertébrale même. Les plus grandes précautions furent prises, la douche eut lieu en notre présence; pour ne pas exciter trop vivement les parties malades, nous fîmes placer au préalable la jeune personne dans un bain, afin de pouvoir laisser entre le jet en arrosoir et la colonne vertébrale une couche liquide de l'épaisseur d'un centimètre : de cette manière, au lieu de subir un choc plus ou moins fort, la malade n'eut à supporter en quelque sorte qu'une espèce de chatouillement. Eh bien! malgré tous ces soins, des douleurs sur-aiguës reparurent dans la colonne épinière ; il fallut le soir même recourir aux évacuations sanguines, aux opiacés ; et ce ne fut qu'après quelques jours du repos le plus complet qu'il fut possible de reprendre le traitement. Pour cette fois, on ne parla plus de douches ; les bains furent continués pendant plus de trois semaines, et sous leur empire la tumeur de la région iliaque devint de moins en moins perceptible.

Quelques mois plus tard nous apprîmes que la guérison était complète, sans qu'aucune évacuation anormale permît d'attribuer à d'autre voie qu'à l'absorption la disparition de la tumeur. Pendant les saisons de 1845 et 1846, Mademoiselle vint de nouveau demander à nos thermes le maintien de sa belle santé.

J'avais perdu de vue Mademoiselle M***, lorsqu'au mois de mai 1847 j'allai à Paris faire une visite à son père ; mais à peine avais-je eu le temps de le saluer qu'il s'écria : «Vous voilà, docteur ; venez voir, venez voir ce qu'est devenue cette jeune fille que votre Faculté avait condamnée : on ne lui avait accordé que quelques semaines de vie, quelques mois peut-être ; eh bien! venez voir ce qu'elle est devenue.» Et m'entraînant dans son salon, il me fut facile de reconnaître combien sa joie et son enthousiasme de père étaient de tous points justifiés.

Déviations de la taille.

Sans devoir leur origine à une cause aussi grave, on sait combien sont fréquentes les déviations vertébrales, que l'on peut rapporter, d'après l'opinion que nous avons développée dans un mémoire envoyé à l'Institut, à un retard d'ossification. Dans ces cas les eaux de la Motte exercent la plus heureuse influence, surtout lorsque, des moyens orthopédiques ayant au préalable replacé les parties dans leur rectitude primitive, il ne s'agit plus que de les y maintenir, soit en réveillant une languissante ostéogénie, soit en augmentant l'énergie des fibres musculaires. On sait que dans de semblables circonstances on a le plus souvent recours aux bains de mer; mais nous verrons plus tard sur quelles raisons nous nous fondons pour donner la préférence aux eaux thermales en général, préférence, du reste, que nous avons manifestée longtemps avant de connaître les eaux de la Motte, alors que nous dirigions un établissement orthopédique de premier ordre.

Scrofules.

Si l'on a pu dire que l'eau de la mer offrait, sous une seule et même forme, la réunion de presque tous les agents ou principes médicinaux qui jusqu'ici ont été tour à tour préconisés ou administrés avec le plus de succès comme anti-scrofuleux, et que, par conséquent, les bains de mer devaient être prescrits comme un véritable spécifique contre l'affection scrofuleuse et les innombrables formes qu'elle peut revêtir, à plus forte raison tiendrons-nous le même langage à l'égard de l'eau de la Motte; car, si les principes minéralisateurs y sont à plus faible dose, par compensation, de plus que dans l'eau de mer, on y rencontre un sel de fer.

Dans le traitement de cette triste affection, ce n'est point, comme on l'a reconnu, à sa basse température que l'eau de mer doit ses merveilleux succès : en effet, comme le même auteur l'observe (1), l'eau de rivière n'est jamais parvenue par sa fraîcheur à produire ces guérisons presque miraculeuses que chaque année l'on voit survenir chez les scrofuleux qui se rendent aux bains de mer. L'usage interne et externe de l'eau, son contact immédiat et prolongé, l'absorption de ses principes efficients par toutes les voies accessibles, ne peuvent-ils pas être invoqués à la Motte aussi bien, sinon mieux, que dans les établissements maritimes? Reste à savoir jusqu'à quel point le séjour sur les grèves n'est pas convenablement remplacé par l'air si sec et si pur de nos montagnes.

La forme scrofuleuse que nous avons le plus souvent occasion d'observer est celle qui s'annonce par le gonflement des glandes cervicales et sous-maxillaires; les bains, l'eau en boisson, les douches locales, en amènent le plus ordinairement la résolution.

Sciatique. Une des affections les plus douloureuses, qui, sans être accompagnée d'aucun danger, n'en désole pas moins l'existence, est celle qui n'est que trop connue sous le nom de *sciatique*. Les souffrances atroces que les malades ressentent dans tout le trajet et les ramifications du nerf qui a servi à dénommer cette maladie, sont-elles toujours sous la dépendance d'une fluxion franchement inflammatoire? Nous laisserons

(1) Le Coeur.

de côté cette question théorique pour ne voir que le mal lui-même, et le remède qui nous a paru le plus propre à le guérir ou à le soulager.

Observation.— M. R..., d'un tempérament sanguin, d'une forte constitution, était venu à la Motte il y a douze ans, mais son séjour y avait été d'une bien courte durée : il s'y était fait transporter, dit-il, avec la plus grande difficulté, des douleurs inouïes qui s'irradiaient dans tout le trajet du nerf sciatique, du côté droit, lui interdisant depuis quarante-huit heures le moindre mouvement. Le jour même de son arrivée, et en l'absence du médecin, le directeur lui fit administrer une douche; peu d'heures après il se sentit si complètement débarrassé que, dès le lendemain, il regagna son domicile. Depuis lors sa merveilleuse guérison s'était parfaitement soutenue, lorsque, au mois de juin 1845, s'étant exposé à l'impression de l'humidité, M. R... a vu revenir ses douleurs, d'abord légères, puis de plus en plus vives.

Le succès précédemment obtenu remplissait notre malade d'espérance; cette fois, cependant, il fut loin d'être aussi heureux : une première saison lui procura bien quelque soulagement, mais ce ne fut qu'après un second traitement que sa guérison fut complète.

Observation. — M. P..., employé dans l'établissement, est pris tout-à-coup au milieu de la nuit, sans cause appréciable, d'une douleur sciatique d'une violence extrême. Mon honorable collègue est appelé : il fait administrer une douche au malade; le lendemain le même remède est répété, et le troisième jour M. P... reprend son service; depuis, il n'y a pas eu de récidive.

Les choses, on le pense bien, sont loin de se passer toujours ainsi : les malades n'arrivent pas ordinairement au début de leur affection ; nous ne les voyons le plus souvent qu'après que leurs sciatiques ont longtemps résisté à toute médication. Alors il serait par trop étonnant que, dans une période aussi avancée, la disparition de la douleur pût s'obtenir avec rapidité; ce n'est qu'avec lenteur, et sous l'action d'un traitement thermal longtemps continué, que le soulagement survient; et, lorsque les douches minérales font trop attendre le résultat désiré, nous appelons à notre aide l'action plus pénétrante des douches locales de vapeur, et il est bien rare de ne pas voir, devant cette marche combinée, s'évanouir les douleurs les plus invétérées.

Névralgies diverses.

La classe si nombreuse des névralgies nous a, elle aussi, offert des observations qui sont loin d'être sans intérêt.

Observation. — M. de B..., octogénaire, d'un tempérament sanguin-nerveux et d'une constitution de force moyenne, avait toujours joui d'une excellente santé, lorsqu'il y a quatre ans, sans cause appréciable, il fut atteint d'une névralgie palatine et linguale des plus violentes; les accès revenaient inopinément avec une fréquence de plus en plus grande et une vivacité de plus en plus extrême. M. de B... perdait alors l'usage de la parole; la déglutition, à plus forte raison, devenait impossible. Astreint à de cérémonieuses et officielles réceptions, M. de B... avait dû les suspendre, et même s'interdire de paraître à sa table.

Après quinze jours d'un traitement thermal suivi avec tous les ménagements dus à un grand âge, et pendant lequel de nombreuses douches furent dirigées dans la bouche même, le malade nous quitta légèrement soulagé; mais ici, comme dans beaucoup d'autres circonstances, le traitement n'avait pas encore dit son dernier mot : ce ne fut que quelques semaines plus tard qu'une guérison complète permit à M. de B... de reprendre le cours de ses réceptions, et, ce qui lui tenait bien plus à cœur, de se livrer de nouveau aux occupations, aliment indispensable de son incroyable activité.

Parmi les névralgies qui viennent chercher leur guérison à nos thermes, il en est une qui ne parvient au but désiré qu'à travers des épreuves telles, qu'en vérité l'on pourrait dire ici *le remède pire que le mal :* nous voulons parler de l'asthme. La situation élevée de la Motte ne sied guère aux asthmatiques, et il est rare que dès leur arrivée ceux-ci ne soient atteints d'un accès bien propre à leur faire regretter leur voyage. Asthme.

Observation.— M. de T..., ancien colonel du génie, âgé de 72 ans, d'une forte constitution, est atteint depuis plusieurs années d'un asthme qui, sans apparence de lésion organique, a des retours violents et irréguliers; de plus, M. de T... est sillonné de nombreuses douleurs, suites de ses glorieuses campagnes. L'an dernier, M. de T... s'était rendu aux eaux de Gréouls; il y avait trouvé un grand adoucissement à ses souffrances; cependant, comme l'odeur sulfureuse avait produit sur les organes de la respiration une impression fâcheuse, M. de T... avait jugé convenable de se rendre à la Motte, dont les eaux devaient être, suivant lui, tout aussi efficaces, sans avoir le même inconvénient pour ses organes respiratoires. Mais à peine y fut-il arrivé, qu'un violent accès vint déranger tous ses calculs. L'âge avancé de M. de T... ne nous permettant pas d'appeler à notre secours toute l'énergie révulsive de nos douches, nous conseillâmes au malade de regagner promptement la plaine, et il y fut aussitôt soulagé.

Nous avons dit que nous fûmes détourné de recourir à une vive révulsion; et, en vérité, nous le regrettons, parce que d'autres observations nous ont convaincu que lorsque le malade avait le courage de prolonger la lutte, il ne tardait pas en quelque sorte à s'acclimater, et qu'une fois ses poumons en rapport avec l'influence atmosphérique nouvelle, les accès d'asthme étaient non-seulement notablement abrégés par le traitement thermal, mais que souvent encore ils disparaissaient pour toujours.

Nonobstant ces cas de succès, nous n'en dirons pas moins aux asthmatiques, désireux de se soumettre à un semblable traitement, que mieux vaut se rendre à d'autres thermes que de s'exposer presque infailliblement à payer un douloureux tribut à un site pour eux trop élevé.

Hystérie. Les malades atteintes de l'affection connue sous le nom d'*hystérie* n'ont pas jusqu'à présent pris en bien grand nombre le chemin de nos montagnes; cependant, s'il est une maladie à laquelle une médecine perturbatrice soit appropriée, c'est bien, à coup sûr, celle dont nous parlons : aussi avons-nous vu l'action des douches amener dans la constitution des rares hystériques soumises à notre observation la plus heureuse modification.

Si jamais conviction fut profonde, c'est bien celle avec laquelle nous ne craignons pas d'affirmer que dans les inflammations chroniques du foie, de l'estomac et de ses annexes, les eaux de la Motte jouissent d'une vertu curative au moins égale à celle qui rend le monde entier tributaire des eaux de Vichy (1).

Gastro-Entérites chroniques. — Maladies du foie

En comparant l'analyse des deux sources, il eût été sans doute difficile d'établir *à priori* que les eaux de la Motte, complètement dépourvues de ce fondant par excellence, le bi-carbonate de soude, que l'on rencontre en si grande abondance dans celles de Vichy, viendraient pourtant un jour se poser en rivales de celles-ci. Cependant, bien avant que les faits les plus remarquables et les plus concluants fussent en aussi grand nombre venus enrichir nos annales, un médecin des plus recommandables, M. le docteur Leroy, professeur à la Faculté des Sciences

(1) Le savant Dr Léon LABAT, enlevé trop tôt à la science dont il était une des gloires, me disait, quelques jours avant que j'eusse la douleur de recevoir à Nice son dernier soupir, qu'il était parvenu à débarrasser le scha de Perse actuel de nombreuses concrétions tophacées par l'usage intérieur de l'eau de Vichy ; et que celles de ces concrétions dont la résolution n'avait pas été complète, étaient néanmoins devenues assez mobiles et superficielles pour qu'il pût en faire l'extraction, à la grande joie de son illustre et généreux protecteur.

et à l'Ecole de Médecine de Grenoble, semblait les avoir pressentis. Voici, en effet, comment, dans une lettre adressée à mon honorable confrère le docteur Buissard, et publiée en 1842, ce professeur distingué s'exprimait :

« Après vous avoir parlé des eaux de la Motte en « ce qui m'est personnel, me permettrez-vous, mon « cher collègue, d'ajouter quelques réflexions sur « leur usage en général? Je ne veux point parler des « améliorations matérielles que peut encore récla- « mer l'établissement, parce que le propriétaire, indé- « pendamment de tout ce qui a déjà été fait, travaille « sans cesse à les accroître, mais seulement de l'em- « ploi thérapeutique des eaux elles-mêmes.

« Je crains que leur réputation, justement méritée « pour le traitement des affections rhumatismales, « en leur créant cette spécialité, n'ait fermé les yeux « sur les avantages qu'elles peuvent offrir dans une « foule de maladies où elles me paraissent devoir « convenir parfaitement, surtout en variant leur « mode d'administration, trop subordonné à l'idée « restreinte qu'on s'en faisait. Prises en douches et « en bains très chauds, d'une courte durée par con- « séquent, ces eaux provoquent une vive réaction sur « la peau et d'abondantes sueurs, et sont alors vrai- « ment efficaces contre les rhumatismes; mais elles « ne doivent pas l'être moins dans une foule d'autres « cas. Ainsi, en les employant en bains seulement « tièdes mais prolongés, nul doute qu'elles n'aient « une action altérante qui les rende infiniment utiles « dans un grand nombre de circonstances, comme

« dans la débilité, les humeurs froides, les ulcères ato-« niques, les tumeurs blanches, les caries... C'est ce « que laissent tout-à-fait supposer la richesse et la na-« ture de leurs principes minéralisateurs. D'ailleurs, « administrées à cette température, ne seraient-elles « pas plus faciles à supporter par les constitutions « nerveuses et dans les cas nombreux où des irrita-« tions internes compliquent les maladies?

« Ajouterai-je que le local est très sain, et que « par sa position élevée il est très propre à réaliser « la plupart des effets utiles dont je viens de parler. « Comme tel, en effet, il convient parfaitement au « traitement d'une foule d'états morbides, toutes les « fois, par exemple, qu'ils se trouvent compliqués « d'une disposition lymphatique ou d'un état de ca-« chexie, suite d'une longue convalescence. J'en ai « fait l'expérience, en y recouvrant moi-même une « dose de forces et une activité de fonctions diges-« tives que j'aurais vainement demandées à tout autre « séjour. Vous savez à cet égard ce que j'ai dit de « l'influence des lieux élevés sur le traitement d'une « foule d'affections, dans mon Essai sur les eaux mi-« nérales du département de l'Isère. J'ai vu mes idées « généralement adoptées par les médecins, et notam-« ment par M. Dupasquier, dans son ouvrage sur les « eaux d'Allevard. Je ne puis que persister dans mon « opinion, surtout à l'égard de la Motte, étant dans « l'intime persuasion que cette circonstance ajoute « encore à la puissance des eaux lorsqu'il y a relâ-« chement de la fibre, atonie, débilité: on sera d'au-« tant plus sûr d'atteindre le but, qu'on pourra,

« comme je l'ai dit, et comme il est facile de le faire, « varier davantage et selon les circonstances le « mode d'emploi de ces eaux. »

De son côté, le célèbre docteur Bally avait aussi, avec sa rare sagacité, signalé, expliqué cet heureux résultat :

« Les eaux de la Motte, écrivait-il dans sa savante « Notice de 1844, doivent *leur analogie d'action* « *avec celles de Vichy* à l'ensemble de leurs prin- « cipes et à ces combinaisons intimes dont le labo- « ratoire de la nature a seul le secret. Pourquoi le « brôme, qui, à l'égal de l'iode, est un agent résolu- « tif fondant, ne jouerait-il pas un rôle actif et puis- « sant dans ces sortes de cures ? pourquoi le man- « ganèse, pourquoi les chénates ne jouiraient-ils pas « des mêmes priviléges? »

Mais, pour ceux qui penseraient que la résolution de ces maladies exige de toute nécessité que la constitution entière soit en quelque sorte alcalinisée, nous ajouterons que par des expériences communiquées à la Société de Statistique de Grenoble, et dont mon honorable collègue a fait mention dans sa dernière Notice, un chimiste de mérite, M. H. Breton, a démontré que les eaux de la Motte étaient alcalines. De plus, nous observerons qu'il est bien difficile d'admettre, avec le docteur Bardeleben (1), que si le chlorure de sodium, introduit *directement* dans l'estomac, convertit la réaction acide du suc gastrique en réac-

(1) Académie royale de Médecine, séance du 25 octobre 1847.

tion alcaline, il ne jouisse pas de la même propriété lorsqu'il est, comme à la Motte, ingéré en si grande quantité par la bouche ou mis en contact avec tous nos organes par les nombreuses voies de l'absorption.

Quelle que soit, d'ailleurs, l'explication théorique que l'on puisse en donner, toujours est-il qu'il doit rester acquis à la science que les eaux de la Motte offrent aux engorgements des viscères abdominaux un remède résolutif dont l'efficacité ne le cède à aucun autre.

Observation. — Mlle F***, âgée de 36 ans, d'un tempérament sanguin-nerveux, d'une forte constitution, a, depuis l'âge de 20 ans jusqu'à sa trentième année, été en proie à une affection hystérique rendue insupportable surtout par des accès épileptiques d'une violence extrême, dont le retour avait lieu tous les deux ou trois mois et coïncidait avec le mouvement de turgescence hémorragique précurseur des règles. A 30 ans, les accidents hystériques avaient cédé; mais, à partir de cette époque, les digestions sont devenues difficiles, des douleurs se sont fait souvent sentir dans la région épigastrique. Combattu avec succès par une médication antiphlogistique, cet état ne s'est cependant jamais complètement dissipé. La région du foie s'est peu à peu tuméfiée, la malade ne peut se coucher que sur le dos; le séjour au lit, sur l'un ou l'autre côté, provoque de vives douleurs dans les hypocondres, surtout du côté droit. L'amaigrissement devient de plus en plus grand; la circulation ne présente cependant aucun trouble, et la malade continue à être bien réglée.

J'avais d'abord conseillé à Mlle F*** de se rendre à Vichy; mais diverses circonstances l'ayant déterminée, je dirais presque malgré moi, à venir à la Motte, nous obtînmes, par un traitement de trente-trois jours, un succès aussi complet qu'inespéré.

1845, *juillet.* — Le rétablissement de Mlle F*** ne s'est pas démenti : depuis l'an dernier, elle n'a pas éprouvé le moindre malaise; sa réapparition à la Motte n'est, dit-elle, qu'un acte de reconnaissance; néanmoins Mlle F... a suivi un traitement régulier, et, à son départ, elle nous assurait n'avoir jamais joui d'une santé aussi parfaite.

1847, *juillet.* — Mlle F*** continuait depuis dix-huit mois à être exempte de toute indisposition; seulement elle se plaignait d'un état de constipation qui devenait de plus en plus insurmontable. On lui conseilla de prendre de l'aloès; mais ce remède, administré à une dose énorme (15 grammes), produisit un véritable empoisonnement. Pendant huit jours consécutifs, l'état de la malade fut presque désespéré; indépendamment de l'effet toxique produit sur les viscères abdominaux, les nerfs optiques paraissaient avoir subi consécutivement une grave atteinte : une amaurose complète semblait établie, et ce ne fut que le neuvième jour que la faculté de distinguer la lumière des ténèbres commença peu à peu à reparaître.

Les viscères abdominaux sont restés douloureux; cependant la langue n'est pas rouge, la soif est peu vive; la pression de l'épigastre, des hypocondres, n'augmente pas la souffrance; l'estomac n'est point fatigué par quelques aliments pris en petite quantité; mais deux ou trois heures plus tard, au moment de la seconde digestion, surviennent des douleurs aiguës. Les voies urinaires sont surtout le siége d'un sentiment de brûlure intolérable; les évacuations alvines sont peu consistantes, souvent répétées; la partie inférieure de l'abdomen est sensible à la plus légère pression, le pouls est un peu accéléré; les règles ne présentent pas de dérangement.

La marche du traitement, comparée à celle précédemment suivie pendant les années 1844 et 1845, a dû présenter nécessairement de graves modifications; mais le résultat n'en a pas moins été heureux au-delà de toute prévision, et six semaines plus tard, au mois d'octobre, nous avons vu Mlle F*** en possession d'un état de santé qui ne laissait rien à désirer.

Indépendamment des phénomènes morbides dont nous avons parlé, Mlle F*** a présenté une singularité qui mérite d'être signalée : depuis plusieurs années, à la suite d'une projection accidentelle sur les paupières d'un liquide corrosif, Mlle F*** avait conservé ce qu'on appelle les yeux faibles; elle ne pouvait supporter l'impression du jour sans le secours de lunettes à verres bleus; eh bien! depuis son amaurose, pour ainsi dire sympathique, l'état des yeux s'est amélioré, au point que les disgracieuses bésicles ont été congédiées et que la malade déclare n'avoir jamais eu la vue aussi bonne.

Observation. — Mlle N***, âgée de 28 ans, d'un tempérament bilieux, d'une forte constitution, éprouva il y a quatre ans, sans cause connue, de vives douleurs dans la région lombaire; bientôt survint une saillie vertébrale. La maladie fut caractérisée de ramollissement, et, comme telle, combattue par l'application des divers moxas.

La saillie a disparu sous l'influence de cette médication, secondée par l'emploi des bains d'Aix.

Envoyée à la Motte, au mois de juillet 1845, par son médecin M. le docteur Georges, de Gex, Mlle N*** se plaint d'éprouver de vives douleurs dans toutes les articulations et dans la longueur des membres. L'appétit est nul, la soif peu vive, la langue légèrement recouverte d'un enduit muqueux; on sent une tuméfaction assez prononcée au-dessous du rebord des côtes, du côté droit; la pression est difficile à supporter sur ce point, aussi bien que dans toutes les autres régions de l'abdomen; les digestions sont très difficiles, elles s'accompagnent de nausées; les évacuations alvines présentent des alternatives de diarrhée colliquative ou d'insurmontable constipation; la peau est sèche, parcheminée, le sommeil agité, la respiration naturelle, le pouls faible, plutôt lent qu'accéléré; les règles ne présentent aucun dérangement.

La consultation que nous remet Mlle N*** expose que la malade est atteinte d'un ramollissement de l'épine dorsale et d'une inflammation chronique du foie et des organes de la digestion.

A son départ pour les eaux, l'état de Mlle N*** paraissait d'ailleurs si désespéré, que, en vue d'une fin prochaine, des dispositions testamentaires avaient été prises; mais, après un traitement de vingt jours, un soulagement des plus notables se manifestait, et quelques mois plus tard la guérison était complète.

Bronchites chroniques.

Lorsque les catarrhes pulmonaires chroniques sont parvenus à cet état qui constitue une véritable bronchorrhée, les eaux de la Motte amènent dans l'état général une modification qui agit favorablement sur le flux muqueux, en modère l'abondance et souvent en tarit la source. Mais, pour obtenir cet heureux résultat, il faut que le malade soit vierge de toute hémoptysie et encore qu'il ne soit pas doué d'un tempérament trop irritable, autrement les eaux ne tarderaient pas à produire un effet de surexcitation tout contraire à celui qu'on attend.

Un de nos malades, conduit par une affection de ce genre à deux doigts du tombeau, a eu plusieurs fois recours inutilement à l'usage des eaux de la Motte : dès les premiers jours, à la vérité, un soulagement notable se manifestait; mais bientôt survenait un état d'anxiété, de surexcitation générale et locale, qui forçait à interrompre l'emploi de ce remède. Cependant ce malade n'a dû évidemment un rétablissement inespéré qu'au chlorure de sodium, porté jusqu'à la dose de 13 grammes dans les vingt-quatre heures! Ne seraient-ce donc point le brôme, le fer surtout, contenus dans nos sources, qui dans ce cas auraient, par leur mélange, neutralisé les bons effets de ce même chlorure?

Phthisie.

Cette action trop excitante est surtout à redouter dans ces cas de déplorable consomption présentée par tant de malades que moissonne presque inexorablement la phthisie pulmonaire.

Bien qu'il soit à peu près reconnu que le vice strumeux et la constitution tuberculeuse aient un point de départ identique, et que par conséquent les mêmes moyens soient applicables dans l'un et l'autre cas, une fois que l'invasion de la phthisie a cessé de n'être plus que seulement probable, il est rare qu'il ne faille pas changer ses batteries : si le chlorure de sodium peut encore rendre quelques services (1), ce n'est plus alors qu'en évitant avec le plus grand soin son action directe sur la muqueuse bronchique; aussi, dans ces cas si fâcheux, le séjour sur les grèves me paraît-il assez imprudemment conseillé. Notez bien que ceux qui, pour appuyer l'opinion contraire, citent l'exemple de Cicéron, nous donnent eux-mêmes gain de cause, puisque, suivant leurs propres expressions, l'état de malaise dans lequel le prince des orateurs languissait, et que ses voyages dans les mers de la Grèce firent disparaître, était attribué à la *menace* d'une phthisie pulmonaire. Or, une fois cette terrible menace non conjurée, gardez-vous de diriger vos malades sur le littoral.

J'en dirai tout autant des affections de toute nature qui peuvent avoir leur siége dans les organes de

(1) Le docteur Camous, médecin de Nice des plus expérimentés, nous affirmait que, de tous les moyens si nombreux, balsamiques, préparations iodurées, huile de morue, etc., etc., successivement préconisés contre les maladies de ce genre, celui qu'une série de faits remarquables lui paraissait placer au premier rang, était incontestablement l'emploi de l'eau de mer à l'intérieur.

la respiration. Que si vous voulez néanmoins faire un appel à ce climat si merveilleusement doux des bords de notre Méditerranée, il est loin de notre pensée de vous en détourner; mais que ce soit avec l'injonction formelle de fuir le littoral, et de chercher dans les terres une résidence convenablement abritée. Si, malgré vos conseils, votre malade a l'imprudence de céder à l'attrait de contempler de trop près le spectacle de cette mer aux mille poétiques souvenirs, ses méditations, soyez-en sûr, ne seront pas de longue durée : trop tard il comprendra que l'aspect désolé de ces lignes d'arbres, qui les premières reçoivent le choc de l'air marin, était un phare que la nature elle-même se chargeait d'entretenir comme un avertissement d'une sinistre éloquence. Qu'on me pardonne cette digression ; mais quatre hivers successifs passés à Nice, en me rendant témoin de tant de douloureuses péripéties, m'ont, en quelque sorte, imposé le devoir de faire entendre le cri d'alarme d'une sentinelle avancée (1).

(1) L'action de l'air sur les bords de la mer a été conseillée pour plusieurs maladies : ce moyen thérapeutique peut avoir réussi quelquefois dans diverses affections chez des sujets d'un tempérament lymphatique et chez d'autres qui éprouvaient des toux sympathiques ; mais jamais les phthisiques n'ont pu obtenir de soulagement par la respiration de l'air marin. Comment en serait-il autrement, lorsqu'on voit que presque tous les végétaux sont altérés dans leur nature dès qu'on a l'imprévoyance de les rapprocher de la mer ? Les arbres de la promenade de la *Chiaia* ou Jardin public, à Naples, sont tous plus ou moins languis-

Maladies de l'utérus et de ses annexes.

—

Leucorrhée.

Les inflammations chroniques de l'utérus, son développement anormal hypertrophique, les indurations, les ulcérations de son col, les leucorrhées abondantes et invétérées, trouvent à la Motte un soulagement certain, et souvent une guérison inespérée. Il en est de même de cet état d'atonie des organes de la génération qui succède à une parturition trop prompte, trop laborieuse ou trop souvent répétée.

Observation. — Mme D..., à la suite d'un accouchement laborieux, avait conservé un engorgement considérable du col utérin, accompagné de pertes sanguines abondantes qui se renouvelaient tous les douze ou quinze jours. M. le docteur Gensoul, consulté sur l'opportunité des eaux de la Motte, fut d'abord d'avis d'en ajourner l'emploi; mais, quinze jours après cette consultation, il prit le parti d'envoyer Mme D... à notre établissement.

Une seule saison suffit pour amener la disparition de l'engorgement du col; l'écoulement sanguin a été modéré et régularisé, et six mois plus tard Mme D... devenait enceinte, assurant qu'elle ne s'était jamais trouvée d'une santé aussi satisfaisante : l'accouchement eut lieu avec tout le bonheur désirable, et, depuis, le rétablissement ne s'est pas démenti.

sants, et le marbre même y est corrodé. Aussi, en 1825, on fut obligé de retirer de cette promenade le fameux *taureau Farnèse* que l'air avait déjà détérioré dans plusieurs points, surtout du côté qui faisait face à la mer.

(*Extrait d'une lettre de M. le D*^{r} MONTAIN *l'aîné.*)

Observation... — Mme L..., âgée de vingt-huit ans, d'un tempérament sanguin, d'une forte constitution, mère d'un enfant qu'elle n'a pas nourri, est atteinte, depuis son accouchement, d'une induration du col utérin, accompagnée de quelques ulcérations. Cet état a été particulièrement soigné par MM. les docteurs Lisfranc et Bouchacourt, qui, l'un et l'autre, ont eu recours à la cautérisation.

Mme L..., envoyée à la Motte au mois d'août 1845 par son médecin ordinaire, M. le docteur Bouchacourt, est retournée chez elle, après une saison de vingt jours, avec un soulagement assez prononcé; mais ce n'est que quelques mois plus tard que la guérison s'est trouvée complète.

Au mois d'octobre 1847, M. le docteur Bouchacourt m'annonçait que cette guérison ne s'était point démentie, et que Madame venait d'atteindre avec bonheur le terme d'une grossesse des plus heureuses.

Observation. — Mme B..., d'un tempérament bilieux, d'une forte constitution, ayant eu deux enfants, se rendit à la Motte au mois de juillet 1845; M. le docteur Gubian, médecin de la malade, suivait lui-même à cette époque un traitement thermal, et dirigeait en même temps celui de quelques autres de ses clients qui se trouvaient à nos thermes. Forcé par ses nombreuses occupations d'abréger son séjour, le docteur me confia à son départ la direction de ses malades, en me donnant quelques détails sur chacun d'eux. Arrivé à Mme B... : « Ici, me dit le docteur, je « serai court : le col utérin est dans un tel état de « désorganisation, que je crains bien que la puis-

« sance de vos sources ne soit mise complètement « en défaut. »

Le désordre, en effet, était des plus graves : le col boursoufflé présentait plusieurs végétations, et de vives douleurs hypogastriques et lombaires accompagnaient un écoulement sanieux presque constant.

Pendant vingt-cinq jours Madame B... prit des bains prolongés, dans lesquels un appareil approprié permettait de soumettre les parties malades à une irrigation douce et continue, et d'une température inférieure de quelques degrés à celle du bain.

Madame B... n'eut qu'à s'applaudir de sa persévérance : au moment de nous quitter, les douleurs avaient cessé, l'écoulement était presque nul, et le gonflement du col utérin présentait une diminution au moins de moitié.

Quelques mois plus tard le docteur Gubian, étonné de ce succès, me disait : « Je n'ai qu'un reproche à « vous faire, c'est que vous ne gardez pas assez long« temps nos malades. » Ce reproche, ce n'est pas à nous qu'il s'adresse, mais à la vieille routine, qui veut, bon gré mal gré, imposer une durée uniformément limitée à ce qu'on est convenu d'appeler *une saison*. Ce préjugé, grâces à Dieu, perd peu à peu son empire, et l'on commence à comprendre que si pour telle affection il suffit d'un traitement de douze à quinze jours, il en est d'autres qui ne sauraient être heureusement modifiées que par un séjour aux eaux d'une bien plus longue durée.

Observation. — Mlle G..., dévideuse, âgée de trente-huit ans, d'un tempérament bilieux, d'une forte constitution, bien réglée, n'avait jamais joui d'une santé parfaite, lorsque, au mois de janvier 1844, elle éprouva subitement et sans cause appréciable une hémorragie utérine des plus considérables. Une faiblesse extrême, de longs évanouissements souvent renouvelés, durent nous faire craindre une terminaison funeste. Cependant nous nous rendîmes maître du cours du sang; mais, en examinant la malade, nous fûmes frappé du développement anormal de l'abdomen, et, en portant la main sur la région hypogastrique, nous trouvâmes une tumeur qui nous parut être la matrice parvenue à un état de développement tel qu'on le rencontre au cinquième mois de la grossesse. La malade nous dit alors que depuis plusieurs années elle s'était aperçue de cette grosseur qui augmentait de plus en plus, mais qu'elle n'en souffrait pas et n'avait jamais osé en parler.

La pureté de mœurs de Mlle G..., son genre de vie tout angélique ne me permettaient pas d'élever le moindre doute sur sa véracité.

Au bout de quelques jours l'orage était calmé, la malade avait repris ses occupations; mais, à la première époque de l'écoulement périodique, nouvelle hémorragie aussi grave que la précédente.

Pour cette fois la convalescence fut plus longue, et à peine la malade quittait le lit, qu'une troisième hémorragie la forçait de s'y remettre.

Jusqu'au mois de décembre ces accidents se renouvelèrent tous les mois; le pouls, comme on le pense bien, était devenu misérable, la face se plombait de plus en plus, et, une faiblesse extrême ne permettant nulle occupation utile, le tableau allait s'assombrir de toutes les misères qui ne tardent pas d'assaillir l'atelier qui chôme!... Il fallut se décider à gagner l'hospice.

Le volume de la matrice avait augmenté au point qu'on eût pu croire au terme très prochain d'une grossesse; une insertion placentaire sur l'orifice du col expliquant parfaitement, dans cette hypothèse, le retour des hémorragies mensuelles. Mais près d'un an s'était écoulé depuis que j'avais constaté l'existence de la tumeur, et nous avons dit le volume qu'elle avait déjà à cette époque. Au reste, si le tact du savant docteur Imbert ne fut point mis en défaut, il n'en fut pas de même de celui de toute la jeune génération médicale qui l'entourait, et notre malade eut la douleur de s'entendre plus d'une fois annoncer que dans peu de jours elle serait mère; cependant les mois se passaient, et force fut bien de revenir sur une opinion dont les sœurs infirmières n'avaient pu elles-mêmes se garantir.

Au mois d'avril, la malade, que les soins les plus éclairés avaient à peine soulagée, se fit reporter chez elle. Le corps de la matrice touchait à l'épigastre; mais, contrairement à ce qui se passe dans un semblable développement utérin lorsqu'il n'est qu'une phase de la grossesse, le col, au lieu d'être effacé, se trouvait au contraire allongé, dur et fortement relevé. Le pouls était faible; les hémorragies périodiques, un peu moins abondantes, n'étaient précédées ni accompagnées d'aucune douleur. La malade dormait peu, et digérait avec peine la petite quantité d'aliments qu'elle prenait sans appétit; du reste, point de rougeur à la langue, point de sensibilité épigastrique, selles naturelles.

Dans cet état, contre lequel tous les moyens rationnels avaient eu si peu de succès, je résolus de recourir à l'emploi des eaux de la Motte. J'avais à ma disposition une certaine quantité de sels de nos sources, recueillis par évaporation, et je reconstituai notre eau pour l'administrer à la malade, soit en boisson, soit en demi-bains.

Trois semaines de ce traitement amenèrent, à ma grande satisfaction, un changement remarquable : l'hémorragie, dont nous avions eu à redouter le périodique retour, n'eut pas lieu, l'appétit se ranima, les digestions se firent mieux, le pouls reprit des forces.

Dès-lors je dus mettre tout en œuvre pour rendre possible à notre intéressante malade le voyage de la Motte, car notre heureux essai nous faisait augurer bien plus de succès d'un traitement plus largement administré.

Trois semaines ne s'étaient pas écoulées depuis son arrivée à l'établissement, que la malade semblait renaître, et s'entendait de toutes parts féliciter sur son retour à la santé. Malheureusement, dans l'une des promenades auxquelles on la voyait chaque jour se livrer avec bonheur, Mlle G..., en franchissant une porte de sortie, reçut un matelas sur la tête : la surprise, bien plus que le choc, fut terrible ; jetée la face contre terre, la malade ne put se relever; on eut peine à la rappeler d'un profond évanouissement. La tumeur abdominale avait dû subir une sorte de contusion ; dans la soirée cette tumeur devint douloureuse, et sa résolution, qui avait semblé marcher jusque-là à pas de géant, dès ce moment devint presque stationnaire. La malade resta dans nos montagnes jusqu'au mois de septembre; un intervalle de trois semaines de repos fut mis entre les deux saisons, et lorsque, à son retour à Lyon, elle alla se présenter à M. le docteur Imbert, elle était presque méconnaissable.

L'année suivante Mlle G... est venue de nouveau passer trois mois à la Motte, et aujourd'hui, si sa santé est loin d'être dans un état florissant, elle est du moins assez améliorée pour lui avoir permis de reprendre le cours ordinaire de laborieuses occupations.

Stérilité. On sait combien il est difficile d'apprécier la cause de ces stérilités qui font le désespoir de tant de familles, et qui, assez rares parmi les artisans, paraissent être au contraire le triste apanage des classes les plus élevées. Il n'est pas étonnant que de tout temps on ait cherché à combler le vœu des familles, qui ne se voient pas, sans de douloureux déchirements, menacées de s'éteindre. On n'ignore pas tout ce que, pour y parvenir, on a conçu d'espérances fondées sur les eaux de Plombières, sur celles de Vichy. Il paraît, à en juger par les clientes qu'ils nous adressent, que, dans la pensée d'un grand nombre de médecins, la Motte devrait jouir des mêmes vertus : le temps et la correspondance de nos honorables confrères se chargeront de nous apprendre jusqu'à quel point cette opinion est justifiée; mais, ce moyen dût-il échouer, il serait toujours plus que rationnel de s'y rattacher, ne fût-ce que pour s'éviter d'avoir, dans les vieux jours, à surcharger du poids de tardifs regrets les longues heures d'une désolante solitude.

Hémiplégies cérébrales.

Ce n'est jamais sans appréhension que nous voyons arriver à la Motte des malades atteints de diverses paralysies : lorsque la perte du sentiment et du mouvement n'est, comme cela arrive le plus souvent, que le résultat d'une lésion aussi grave que l'est une congestion cérébrale, le mieux, selon nous, serait de s'abstenir, et nous nous garderions bien d'appliquer ici la maxime : *Melius anceps quàm nullum.* Cependant, dans les affections de ce genre, nous comptons à la Motte assez de succès pour qu'il ne nous appartienne pas de détourner les malades qui désirent tenter les mêmes chances. Peut-être cela tient-il à une manière de voir trop timorée de notre part; mais ceux de nos confrères qui nous adressent de semblables malades ne sauraient comprendre à quelle fiévreuse inquiétude ils nous condamnent aussi longtemps que dure la période pendant laquelle la surexcitation, suite inévitable de la douche, donne à la face de leurs clients cet aspect vultueux qui, malgré qu'on en ait, semble toujours être, dans ces cas, le précurseur d'un coup de foudre.

Myélites.

C'est avec bien plus de sécurité que nous abordons le traitement des inflammations chroniques de la moelle épinière; car, si notre médication ne parvient pas toujours à les déraciner, du moins réussit-elle presque constamment à en arrêter les progrès.

Paralysies diverses.

Il est de ces paralysies partielles dont il est bien difficile de préciser la cause : évidemment cette cause ne réside point dans une lésion organique des centres nerveux, et semble bien plutôt pouvoir se rapporter, dans les cas que nous avons observés, à cette influence de nature rhumatismale dont nous avons déjà parlé.

Observation. — M. S..., instituteur, d'un tempérament sanguin, d'une forte constitution, âgé de quarante ans, a toujours joui d'une bonne santé, à part des retours de violentes migraines, qui reparaissent toutes les cinq ou six semaines. Depuis une huitaine d'années, de vives douleurs se font sentir de temps à autre dans tout le bras du côté droit. Ce membre est devenu de jour en jour pesant, engourdi; son volume diminue d'une manière sensible, et depuis un an M. S..., dont l'écriture était d'une remarquable beauté, peut à peine tracer quelques lignes informes; la plume, placée entre les doigts, est bientôt abandonnée; les mouvements de la main sont irréguliers, et paraissent de plus en plus se soustraire à l'empire de la volonté.

M. S... arrive à la Motte au mois de juillet 1845 : après un traitement de quatre semaines, pendant lequel les douches ont principalement été dirigées sur la région cervicale et dans le creux de l'aisselle droite, les douleurs du bras avaient disparu, la main avait recouvré la régularité de ses mouvements, et l'écriture repris sa netteté et son élégance premières.

L'année suivante, M. S... continuait à se trouver parfaitement guéri, et il s'applaudissait d'autant plus de son traitement, que depuis il n'avait pas éprouvé une seule migraine.

Observation. — Madame de B..., de Paris, âgée de trente-huit ans, d'un tempérament sanguin, d'une forte constitution, avait constamment joui d'une excellente santé jusqu'à l'époque de son mariage, qui eut lieu à dix-neuf ans. Trois mois plus tard, à la suite d'une frayeur, Madame de B... eut une fausse couche. L'année suivante, elle se rendit aux bains de mer, et, devenue enceinte une seconde fois, elle accoucha à terme d'un enfant du sexe féminin d'un volume considérable.

A partir de cet accouchement, qui eut lieu en 1831, Madame de B... éprouva des douleurs vagues dans tous les faisceaux musculaires. En 1832, après une exposition au soleil pendant une revue, Madame de B... fut prise subitement de douleurs intolérables dans toute la tête, suivies d'un profond évanouissement. Un médecin, qui accompagnait Madame de B..., s'empressa de faire appliquer sur la tête des linges trempés dans l'eau froide, et, après dix heures de l'emploi de ce moyen, le calme reparut.

Deux mois plus tard survint, sans provocation aucune, une seconde crise d'égale durée, et quelque temps après il s'en déclara une troisième dont la durée dépassa trois jours; les douleurs ne se concentrant plus dans la tête, mais s'irradiant sur les muscles et les articulations des mâchoires.

Depuis cette dernière époque, Madame de B... a éprouvé de temps à autre des douleurs dans les bras et les épaules, et un sentiment d'engourdissement dans la jambe droite.

Ce sentiment d'engourdissement s'est également fait sentir dans le bras et la main du même côté, il s'est augmenté au point que Madame de B... ne peut saisir une plume. La malade est obligée, pour écrire, de placer la plume entre ses doigts avec la main gauche; puis, les mouvements nécessaires pour le tracé des lettres se font à l'aide du poignet et nullement par la flexion des doigts.

Trois fois Madame de B... a pris avec quelque succès les eaux de Néris en bains, en douches simples et à l'écossaise.

Envoyée à la Motte, au mois de juillet 1847, par l'un de nos illustres maîtres, M. le docteur Lebreton, ancien professeur d'accouchement de la Faculté de Paris, Madame de B... présente toutes les apparences d'une brillante santé : néanmoins elle se plaint d'éprouver de fréquents retours de ses douleurs dans la tête, dans les membres et leurs diverses articulations; ce qui afflige surtout Madame de B..., c'est *l'impossibilité de tracer plus de deux lignes de suite.*

Pendant plus de trois semaines, le traitement est suivi avec une scrupuleuse régularité; Madame de B... me fait alors appeler pour me rendre témoin de la surprise qu'elle ménageait à son mari : « Depuis six ans, « me dit-elle, je n'avais pu écrire une demi-page, et « voilà quatre feuilles que je viens de remplir d'un « seul jet; et ce tour de force s'est exécuté sans pro- « duire la moindre fatigue. »

Le départ de Madame de B... eut lieu à la fin du mois; elle nous quitta sans avoir, pendant toute la durée de son séjour, et contrairement à ses appréhensions, eu à se plaindre une seule fois du plus léger ressentiment de ses douleurs.

Anémie.

Qui n'a pas entendu dans le monde des personnes vous dire : Je n'ai point de mal, mais je me sens faible; chaque jour mes forces diminuent, et il me semble que bientôt je ne pourrai plus me tenir. — Eh bien! dans les cas de ce genre, nous avons vu les eaux de la Motte produire des effets propres, en vérité, à consoler de ne savoir plus où trouver la célèbre fontaine qui des ans effaçait les outrages; aussi, regardons-nous nos sources comme en quelque sorte inféodées aux deux extrêmes de la vie : en effet, ainsi que le rachitisme de la première enfance, la débilité sénile de l'âge le plus avancé se trouve parfaitement de leur emploi.

Atrophie des membres.

Il en est de même de cet état d'atrophie des membres qui n'est lié à aucune lésion des organes de l'innervation : l'excitation thermale réussit quelquefois à rendre aux mouvements vitaux leur cours normal; mais, si l'atrophie n'est que la conséquence d'une lésion organique, on comprend que ce traitement doive, à l'égal de tout autre, se montrer inefficace.

Contracture des muscles.

Observation. Françoise G... de Merlas, âgée de vingt-neuf ans, d'un tempérament bilieux et d'une forte constitution, exerçant la profession de cuisinière, avait toujours joui d'une bonne santé. Mariée depuis un an, elle était accouchée au mois de février 1844, avait mis son enfant en nourrice et s'était parfaitement rétablie, lorsque, six mois plus tard, elle fut atteinte d'un rhumatisme aigu général dans tous les membres, et cela sans aucune cause appréciable et sans aucun signe précurseur, mais en quelque sorte subitement. Comme la mort de son mari venait de plonger cette malade dans le plus grand dénument, elle entra de suite à l'Hôtel-Dieu de Lyon où elle est restée dans les salles de deux de nos médecins les plus distingués, MM. les docteurs Fouilhoux et Candy.

Malgré toutes les médications employées, saignées, applications réitérées de sangsues, sudorifiques..., la raideur des membres n'a fait que s'accroître, au point que, tout mouvement étant devenu impossible, les aliments ne pouvaient être pris qu'à l'aide d'un secours étranger.

Pendant plus de six mois l'insomnie a été complète, les évacuations alvines ont été suspendues pendant plus d'un mois. Enfin, après dix mois de traitement infructueux, l'un des médecins cités plus haut déclara que la maladie était passée à l'état d'incurable infirmité, et qu'il ne fondait plus d'espoir que dans le traitement thermal de la Motte.

Voici, au surplus, la copie littérale du certificat que nous remit la malade :

« Je soussigné, médecin de l'Hôtel-Dieu de Lyon, « certifie que la fille G... (la malade avait cru devoir « dissimuler son état de femme mariée), atteinte de « *contracture* des extrémités avec paralysie, par suite « de lésion des centres nerveux (sans apoplexie), est « restée à l'Hôtel-Dieu de Lyon, couchée en dernier « lieu au n° 58 de la salle Saint-Charles ; qu'en raison

« de l'insuffisance des moyens rationnels ordinaires « pour combattre cette affection, nous lui avons « conseillé les bains et douches de la Motte-les-Bains « (Isère), où elle pourra être reçue à titre d'indigente, « du 1er au 20 du mois d'août, suivant l'avis donné « par la direction de cet établissement thermal.

« Lyon, le 19 juin 1841.

« *Signé* Candy. »

D'après cet avis, la malade s'est fait transporter à la Motte, et se présente dans l'état suivant :

Les articulations des poignets, des doigts, des pieds et des orteils sont excessivement douloureuses; les doigts et les orteils sont dans un état de flexion permanente : on tente vainement de les ramener dans l'extension; il en résulte que, les orteils étant fléchis à angle droit, toute chaussure est impossible, et la malade ne peut faire un seul pas; l'usage des mains lui est aussi complètement interdit.

La fièvre a du reste disparu, le sommeil est encore difficile; les règles suivent leur cours normal, les fonctions digestives s'exécutent bien; elles présenteraient même un surcroît d'activité, de nature à ajouter encore, par ses exigences, à l'affliction de la malade.

Après un séjour de cinq semaines, pendant lesquelles Françoise G... a pris trente bains ou douches, elle nous a quittés le 3 septembre, éprouvant un soulagement des plus notables. La contracture des fléchisseurs des doigts a cédé, la malade peut s'habiller, le sommeil est revenu, toutes les fonctions s'exécutent bien; mais la marche n'est pas encore possible: cependant l'état de la malade laisse espérer que l'effet consécutif du traitement thermal donnera de plus heureux résultats encore. Nous avons remis à la malade une assez grande quantité de sels de la Motte, pour que, de retour dans son pays, elle puisse en faire usage en boisson, mais surtout en bains de pieds fréquemment réitérés et très prolongés.

1846, 14 *juin*. — Comme on s'en était flatté, la guérison a continué ses progrès; six semaines après être rentrée dans son village, Françoise G... a pu se servir de béquilles pour faire quelques pas. Dès le mois de mars suivant, elle avait renoncé à ces moyens de support; mais la marche était toujours bien difficile, chancelante et incertaine.

Françoise G... se présente donc cette année dans un état bien plus satisfaisant. L'usage de ses mains lui est complètement rendu; la contracture des fléchisseurs des orteils seule persiste, de manière que la surcharge qui pèse sur la pulpe de ces doigts rend suffisamment compte des hésitations et de la lenteur de la marche. Toutes les fonctions s'exécutent avec aisance et régularité.

Partie le 1er septembre, après avoir, en deux saisons, pris quarante bains ou douches, la malade a vu sa position s'améliorer de plus en plus.

1847, *juin*.— Françoise G... revient à la Motte pour la troisième fois; elle a passé l'hiver dans un état de santé des plus satisfaisants. Parmi nos baigneurs se trouvait M. C. J... de Voiron, un de ces honorables industriels dont la générosité fait le bonheur des populations qui les entourent. Touché de la position de notre intéressante malade, M. J... lui avait offert un asile dans sa manufacture de toiles: là, Françoise G... avait pu se livrer au dévidage et subvenir à ses besoins et à ceux de son enfant sans recourir aux secours de la bienfaisance.

Aujourd'hui les articulations ne sont douloureuses que sous l'influence des variations atmosphériques; leurs mouvements ont repris toute leur liberté, à l'exception toutefois des orteils qui restent encore dans un état de demi-flexion dont la continuation du traitement parviendra probablement à triompher. Du reste, la guérison est tellement avancée que, pendant toute la saison des eaux, Françoise G... a pu, chez un des traiteurs de l'établissement, occuper l'un des emplois les plus pénibles des filles de service.

Il n'existe pas, que je sache, d'établissement thermal qui n'ait quelques faits culminants à inscrire sur sa bannière; et c'est à ce titre que nous avons cité, avec quelque complaisance, cette dernière observation. Nous y attachons du reste d'autant plus de prix qu'il ne s'agit pas ici d'une affection interne dont la gravité plus ou moins grande, comme la guérison plus ou moins complète, n'a souvent pour confidents que le malade et son médecin; mais bien de l'une de ces cures opérées à la face du soleil, et qui frappent d'étonnement une population entière.

Maladies syphilitiques

Les cas de maladies vénériennes rebelles au traitement spécifique le mieux combiné deviennent heureusement de jour en jour moins nombreux; cependant on en rencontre encore qui mettent en défaut les plus savantes médications, et menacent les malades d'une espèce de consomption syphilitique. Dans ces cas, les eaux de la Motte ne jouissent pas sans doute d'une propriété spéciale, seulement elles amènent l'économie à cesser d'être rebelle à l'action des mercuriaux; et ces derniers agents, rentrant alors dans la plénitude de leur puissante spécificité, ont bientôt fait justice des symptômes les plus invétérés.

Dartres. Pendant les premiers temps de notre pratique à la Motte, nous ne pensions guère qu'un jour viendrait où nous serions amené à reconnaître que, pour le traitement d'un grand nombre d'affections dartreuses, nos thermes offrent tout autant de ressources que les eaux sulfureuses les plus en vogue : alors plus d'une fois il nous est arrivé de diriger de la Motte même, sur les établissements d'Allevard et d'Uriage, des malades auxquels ces eaux nous paraissaient mieux appropriées que les nôtres. Le hasard s'est chargé depuis de nous fournir de trop beaux cas de guérison pour que notre opinion n'ait pas dû en être modifiée.

Nous n'avons certainement point la prétention d'ébranler la confiance si bien méritée dont jouissent les préparations sulfureuses; mais nous ne croyons pas qu'une vertu spécifique leur soit dévolue d'une manière tellement exclusive, qu'en dehors de leur application il n'y ait pas pour les dartres de guérison possible.

Un de nos médecins les plus distingués me disait au mois de septembre dernier : « Je ne me rappelle pas bien à quelle dose se trouvent les principes sulfureux renfermés dans vos sources. — Mais, docteur, lui répondis-je, elles en sont presque complètement dépourvues. — Comment! vos eaux ne renferment point de soufre! vous m'étonnez... Ecoutez donc ce qui m'est arrivé : depuis longtemps j'étais horriblement tourmenté par une dartre fort mal placée; des douleurs rhumatismales m'ayant conduit à la Motte, le traitement que j'y ai suivi m'a débarrassé de ces douleurs, et en même temps ma dartre a disparu. »

L'observation de notre honorable confrère nous surprit d'autant moins, que déjà nombre de rhumatisants confiés à nos soins s'étaient trouvés dans une position identique.

Avons-nous donc passé en revue toutes les affections dans lesquelles les eaux de la Motte peuvent trouver une judicieuse application ? Non, certes : après avoir vu dans le chapitre suivant de quelles manières variées ces eaux peuvent agir, on comprendra mieux que c'est surtout de nos sources que l'on peut dire qu'elles sont une arme à tranchant multiple, que la nature a mise entre les mains de la médecine, et qu'on peut fréquemment y avoir recours dans les circonstances en apparence les plus différentes, même les plus opposées.

CHAPITRE III.

MODES D'ADMINISTRATION.

Douches. — Bains. — Boisson. — Bains de vapeur.

Les douches s'administrent ordinairement, à la Motte, à une température qui varie de 45 à 50°; ce n'est que sur des indications particulières ou des prescriptions formelles qu'on a recours à la forme dite *écossaise*.

La chute est d'environ 5 mètres 50 centimètres; la grosseur des jets varie à volonté, depuis 2 centimètres de diamètre jusqu'à la capillarité. Le poids de la colonne reste toujours égal, il en est de même de la pression; mais on rend celle-ci plus ou moins supportable en variant sa surface d'action d'après le calibre du jet terminal, ou bien on la modère en opposant au cours du liquide le jeu de robinets convenablement ajustés.

Voici la marche la plus ordinairement suivie : au lieu de s'étendre sur un plan incliné, comme dans beaucoup d'autres établissements, le malade se place assis ou debout dans une baignoire; l'employé commence à diriger le jet à une température de 46 à 48° sur les pieds et le bas des jambes, en même temps il frictionne fortement ces parties. Les pieds se trouvant ainsi légèrement rubéfiés, le doucheur amène peu à peu le jet sur les genoux, sur les cuisses, tout en continuant le massage et les frictions. Puis, abaissant la température du liquide de quelques degrés, il aborde la région des reins, toute la colonne, les épaules et les extrémités supérieures. Il est bien entendu que, s'il ne s'agit pas d'une douche simplement générale, l'attention et la douche se localisent plus ou moins d'après les indications particulières.

Pendant ce temps qui dure ordinairement de dix à quinze minutes, la baignoire s'est remplie, la douche est terminée. L'employé ferme le robinet d'eau chaude, ramène le bain à la température de 38 à 40°, et le malade s'y plonge pour y rester trois à cinq minutes; il est alors essuyé avec des linges chauds, enveloppé soigneusement dans un manteau ou dans une couverture de laine, et transporté dans son lit.

Dès que le malade est de retour dans sa chambre, on lui fait prendre, suivant les indications, une infusion, un bouillon d'herbes, ou un verre d'eau minérale chaude, et une transpiration abondante ne tarde pas à s'établir.

Le malade se présente dans ce moment avec la face animée, les yeux injectés; son pouls bat avec violence et rapidité; toutes les vingt minutes les sécheurs ou les sécheuses apportent un nouveau verre d'eau thermale, et débarrassent la figure de la sueur qui l'inonde.

Après une heure ou deux, le malade change de linge et, se plaçant dans un lit bien sec, il se remet pendant quelque temps de la fatigue qu'il vient d'éprouver.

Il est évident que le bon effet produit par la douche est intimement lié à ce mouvement de fluxion à la périphérie qui, le plus ordinairement, se fait sur la plus vaste échelle. Les malades, en effet, chez lesquels la transpiration s'établit le plus difficilement, sont ordinairement ceux qui sont le moins promptement soulagés.

Mais quel rôle remplissent ici les principes minéralisateurs? nous serions fort embarrassé de le leur assigner : il est difficile de croire que chaque fois que vous aurez identité parfaite dans l'intelligence du doucheur, la hauteur de la chute, la force du jet, la température du liquide, vous n'atteignez pas le même résultat (la sueur), quelle que soit d'ailleurs la différence ou la quantité des principes minéraux contenus dans ce liquide.

Mais tout n'est pas là, autrement les bains de vapeur, les sudorifiques puissants auraient depuis longtemps fait justice de tous les établissements thermaux. Comment, d'ailleurs, expliquer et les cures si incontestables de la douche si mal organisée de Bagnères, et celles non moins authentiques qui s'observaient à la Motte sous l'Empire, alors qu'un préfet, de savante mémoire, M. Fourrier, y recouvrait la santé sous les simples aspersions d'un rustique barral?

Il faut bien admettre que, soit par les voies digestives, lorsque l'eau est prise en boisson, soit par la surface cutanée, les principes minéraux pénètrent dans l'économie et la soumettent à leur salutaire action.

L'absorption cutanée est, nous le comprenons, singulièrement restreinte dans l'administration d'une douche : le malade se plonge, à la vérité, immédiatement dans un bain ; mais quel bain ! peut-on croire que les absorbants soient bien disposés à fonctionner sous une température de 40°, alors que toutes les actions vitales se montrent animées d'un mouvement éminemment centrifuge? Bains.

Que les choses se passent différemment lorsque le malade, placé dans une vaste baignoire, y reste pendant plus ou moins longtemps soumis à une température de 28 à 32°, réglée d'ailleurs de manière à se trouver en parfaite harmonie avec les habitudes ou le mode particulier de sensibilité du baigneur !

Alors les vaisseaux absorbants s'exercent en toute liberté sur le liquide ambiant ; et comme des expériences rigoureuses ont évalué à 1,500 grammes la quantité d'eau qu'une personne de taille ordinaire absorbe par chaque heure passée dans un bain, on peut juger par quelle dose d'agents médicinaux l'économie entière se trouve pénétrée. Aussi, tout disposé que nous sommes à reconnaître que les douches, quelle que soit la diversité du liquide employé, doivent à peu près produire les mêmes effets, nous ne saurions penser de même lorsqu'il s'agit de demander à l'eau minérale une action vraiment résolutive ; c'est bien évidemment, dans cette circonstance, aux principes minéralisateurs que nous faisons appel, et la manière la plus sûre de favoriser l'absorption de ces principes est celle à laquelle la raison nous dit de recourir.

Remarquez, en effet, ce qui s'est passé à la Motte : sur les anciens registres, c'est à peine si vous voyez figurer au compte de chaque malade deux bains, l'un dit bain d'arrivée, l'autre bain de départ. Mais à peine l'observation nous révèle-t-elle l'action puissamment résolutive de nos sources, que voilà le nombre des bains augmentant de plus en plus et parvenant, relativement aux douches, à la proportion de 2 à 3.

Notre histoire est, du reste, conforme à celle de Vichy. Que dirait aujourd'hui Madame de Sévigné, elle qui écrivait : « J'ai enfin achevé aujourd'hui *ma « douche et ma suerie ;* je crois qu'en huit jours il « est sorti de mon pauvre corps plus de vingt pintes « d'eau ? »

A coup sûr, Madame de Sévigné ne reconnaîtrait plus son Vichy, car tout le monde sait que de nos jours *on n'y sue plus :* cela soit dit sans approuver en rien une exclusion qu'il est permis de regarder comme un peu trop absolue.

Comment ici n'être pas frappé de la supériorité des thermes à eaux salines sur les bains de mer? Le bon effet du bain de mer ne dépend certainement pas du mouvement de concentration qui, par suite de la fraîcheur du liquide, s'établit tout d'abord sur les organes. Ces organes, qu'il s'agit de défluxionner en quelque sorte, ne peuvent qu'être impressionnés d'une manière fâcheuse par cette nouvelle invasion de fluides, eux qui en sont déjà comme submergés. C'est à la période de réaction que ces parties malades devront d'être soulagées, puisque évidemment alors le mouvement qui se porte à la périphérie doit produire un effet révulsif propre à dégorger les viscères; mais rien ne prouve que ce dégorgement, pour être efficace, doive être inévitablement précédé d'un mouvement contraire, tandis que, loin de là, il peut souvent être fort à craindre que la concentration n'aille jusqu'à la désorganisation (1). Pourquoi donc ne pas s'adresser immédiatement à cette période de réaction, et ne pas profiter de l'avantage de la produire de toute pièce, sans attendre son apparition de la mise en jeu plus ou moins régulière de toutes les forces vitales (2)?

(1) L'histoire contemporaine nous offre une observation remarquable à l'appui de ces considérations : la reine Hortense avait, pendant deux mois, suivi aux eaux d'Aix un traitement qui, malgré la douleur produite par une affreuse catastrophe (*), avait amené un assez bon résultat. Le docteur Lasserre crut devoir, pour consolider la guérison de son illustre malade, conduire la reine aux bains de Dieppe; mais l'effet de ces bains fut si fâcheux que, dès la troisième immersion, il fallut y renoncer et se borner à ne faire usage que des bains d'*eau de mer chauffée*.

(2) Dans un grand nombre de cas, semblable raisonnement ne peut-il pas être appliqué à l'hydrothérapie?

(*) La reine Hortense venait de franchir sur une légère planche le gouffre de Gresy; Mme de Broc, qui la suivait, chancelle et tombe... Vingt minutes s'écoulèrent avant que l'on pût retirer de l'abîme l'infortunée duchesse, et tous les efforts pour la ramener à la vie furent inutiles.

A plus forte raison, notre opinion sur la suprématie de nos thermes se trouve-t-elle justifiée lorsque dans les bains de mer on ne cherche que l'effet dû à l'absorption des substances minérales : y a-t-il, dans cette circonstance, comparaison possible entre l'épanouissement des absorbants produits par une température réglée à notre souhait, et cet état de crispation, d'horripilation auquel, lors de chaque immersion dans la mer, ces mêmes absorbants se trouvent condamnés avec l'organe cutané qui les renferme?

Les bains se prennent presque constamment purs: quelques malades, à fibres trop excitables, les mitigent avec un tiers ou une moitié d'eau naturelle; d'autres fois, dans le même but, on y ajoute de 200 à 300 grammes d'amidon ou de gélatine; mais en général nous trouvons mal fondée la crainte de voir le bain pur produire trop d'excitation : l'eau de mer est bien autrement riche en substances salines, et nous ne voyons pas que les habitants du littoral aient à se plaindre de s'y plonger pour y chercher, en dehors de toute indication médicale, un simple adoucissement aux chaleurs de l'été ; à plus forte raison, des personnes bien portantes peuvent-elles regarder les bains de la Motte, pris en quantité modérée, comme tout-à-fait inoffensifs.

La durée du bain est ordinairement de 45 à 50 minutes ; mais il est telles affections dans lesquelles nous ne craignons pas de les faire prolonger pendant trois ou quatre heures.

Nous prenons surtout ce dernier parti dans les cas

de raideurs d'articulation, de demi-ankylose, de commencement de tumeurs blanches... La douche locale que nous faisons administrer, à la suite de cette espèce de macération, nous semble alors produire de meilleurs effets.

Douches locales.

La durée de la douche locale est ordinairement de 15 à 20 minutes : ce n'est que par une action aussi longtemps soutenue que la pression de l'eau peut développer toute sa puissance résolutive. La grosseur du jet varie suivant l'âge du malade, suivant la nature et l'ancienneté de l'affection.

Pour recevoir la douche locale sur les genoux ou sur les pieds, le malade le plus souvent s'asseoit sur une chaise, et passe le membre affecté à travers une ouverture pratiquée à une feuille de paravent destinée à garantir des éclats de la douche les vêtements et la figure.

Dans ces cas, il est bien plus avantageux de se placer sur un plan incliné : le membre recevant ainsi, dans une position horizontale, l'action de la douche, l'engorgement qu'il s'agit de combattre est attaqué avec d'autant plus de succès que les fluides qui le constituent, pressés de tous côtés par les jets d'eau thermale, peuvent rentrer dans le torrent de la circulation sans avoir à surmonter l'obstacle que, dans toute autre circonstance, leur oppose leur propre pesanteur.

Bains de vapeur.

Nous faisons à la Motte un assez fréquent usage de bains et de douches de vapeur ; mais on comprendra facilement que nous n'ayons point pour cela recours à la vaporisation de l'eau minérale :

notre eau ne renfermant que des principes fixes, sa vapeur ne peut différer de celle de l'eau naturelle, de sorte que ce serait bien inutilement que nous encombrerions journellement nos chaudières d'énormes dépôts salins. Cependant, par un procédé assez ingénieux, on a cherché à minéraliser, autant que possible, le milieu du vaporarium : une multitude de jets d'eau minérale, d'une ténuité capillaire, viennent se briser contre les parois de la salle, et, leurs éclats traversant dans tous les sens l'air échauffé de la pièce, il en résulte que les malades reçoivent de tous côtés des myriades de molécules minérales. Ainsi se trouvent presque complètement imités les bains de vapeur aux varecs assaisonnés d'hydro-chlorate de soude que M. le docteur Corbel-Lagneau, ancien médecin des Néothermes, dit avoir fait fréquemment administrer avec succès à des enfants faibles, lymphatiques, scrofuleux, rachitiques, et pour seconder l'action des traitements orthopédiques.

Malgré cette précaution, nous ne pensons pas que ces étuves jouissent d'une propriété bien différente des étuves purement naturelles ; et si nous en conseillons aussi souvent l'emploi, c'est que nous les regardons, surtout chez ceux de nos malades qui se montrent, plus que d'autres, rebelles à l'action sudorifique des douches, comme un moyen des plus convenables pour amener la peau à cet état d'épanouissement si favorable à l'absorption : aussi avons-nous grand soin de faire prendre dans la soirée un bain d'eau minérale aux malades qui le matin ont en quelque sorte subi à l'étuve une préparation qui nous paraît propre à doubler, à tripler même, l'action de l'eau thermale.

La durée du séjour dans le vaporarium ne doit pas dépasser vingt minutes; elle est d'ailleurs subordonnée, en grande partie, au degré de la température, et cette température doit être, du reste, de beaucoup abaissée lorsque les malades, ne cherchant que les effets d'une salle d'aspiration, ne veulent faire, dans le vaporarium, qu'une halte de quelques minutes avant de se rendre dans les cabinets de douches.

Il est des malades dont la muqueuse bronchique supporte mal la respiration d'un air de 45 à 50°; il en est d'autres que les moyens de réfrigération locale, habituellement employés (1), garantissent imparfaitement contre les symptômes de congestion cérébrale, produits ordinaires d'une aussi haute température. Eh bien! dans ces cas, aux bains d'étuves nous substituons les bains de vapeur par encaissement. La tête et les organes de la respiration, restant alors exposés au contact d'un air frais, nous voyons sans crainte une température de 60 à 65° produire sur l'enveloppe extérieure, au profit des lésions viscérales, une action révulsive des plus énergiques.

Une autre indication d'une nature toute différente est encore parfaitement remplie par ce même appareil : lorsque, par suite d'un trop grand nombre de

(1) Eponges, vessies, casques métalliques remplis d'eau froide.

douches consécutives, ou par suite d'une prédisposition particulière, nos malades se trouvent dans un état de surexcitation générale, nous avons recours à la caisse fumigatoire pour leur faire administrer un *bain de vapeur de tilleul.* La température, dans ce cas, est portée beaucoup moins haut; le bain se prolonge au milieu d'un déluge d'*eau distillée de tilleul*, et il en résulte, presque constamment, un effet de sédation et de bien-être dont une expérience personnelle peut seule donner l'idée.

)ouches
: vapeur.

Lorsque d'anciennes douleurs, ayant leur siége soit dans les divers faisceaux musculaires, soit dans les organes fibro-cartilagineux, soit enfin dans le trajet des principaux nerfs, se sont montrées rebelles aux douches ordinaires, les douches de vapeur nous permettent d'obtenir un effet d'urtication, devant lequel il est bien rare de ne pas voir céder les souffrances les plus invétérées. La douche de vapeur est rarement alors administrée isolément; le plus ordinairement elle n'est employée que comme adjuvant de la douche ordinaire, à laquelle on la fait succéder pendant quatre à six minutes.

3oisson.

L'eau de la Motte exhale une faible odeur de miel: d'une saveur salée, légèrement amère, cette eau n'est pas en général trouvée désagréable; nous avons même vu quelques personnes en boire avec plaisir, et au retour de chaque promenade la préférer aux boissons rafraîchissantes les plus recherchées.

Le mode d'administration intérieure de cette eau varie suivant l'indication que l'on cherche à remplir: ainsi, veut-on obtenir un effet sudorifique? le malade, placé dans un lit, soigneusement couvert, devra en prendre de 1,000 à 1,500 grammes (un litre ou un litre et demi), par doses de 225 grammes, répétées toutes les vingt minutes, à la température la plus élevée possible.

Désire-t-on voir augmenter la sécrétion urinaire? le malade prendra le même nombre de verrées, mais à une température beaucoup plus basse, et, au lieu de rester au lit, il devra se livrer à un léger exercice.

Mais, le plus souvent, l'eau de la Motte n'agit qu'à la manière des médicaments dits *altérants;* elle peut être portée à la dose de deux litres et plus, sans donner lieu à aucune évacuation sensible! Ce n'est que progressivement que les malades peuvent pourtant se permettre d'arriver à cette quantité; il est sage de débuter par trois verrées, et de n'augmenter ce nombre qu'après s'être bien assuré que non-seulement les voies digestives n'en n'éprouvent aucun dérangement, mais encore que les autres organes n'accusent aucun trouble qui puisse être raisonnablement attribué à ce médicament.

La plupart des malades boivent l'eau sans aucune addition; un grand nombre préfèrent y ajouter du lait ou une infusion de tilleul, dans la proportion d'un cinquième La saveur saline se trouve, par l'addition du lait surtout, complètement masquée, et les personnes qu'une irritation gastrique rend les plus craintives peuvent faire usage de ce mélange sans la moindre inquiétude.

L'état d'irritation de l'estomac, son extrême susceptibilité, ne sont point d'ailleurs un obstacle à l'administration intérieure du médicament; seulement, dans ces cas, il faut tourner la difficulté et, comme à Vichy, s'adresser aux vaisseaux absorbants du gros intestin.

Le bon effet des eaux de la Motte, prises à l'intérieur, avait été signalé dès les premiers temps. Ecoutons plutôt M. le docteur Sylvain Eymard :

« La réputation d'une source aussi précieuse devait « donc s'accroître, et elle s'accrut en effet au point « que, dans le courant du siècle dernier, Paris et « toutes les principales villes de province voulurent « avoir un dépôt de ses eaux dont il se faisait un « débit considérable, tant en France qu'à l'étranger.

« Louées par tous les médecins de ce temps-là, « nous voyons dans un opuscule publié par un de « nos compatriotes, M. Barral, ancien colonel du « génie, que le fameux Tissot les estimait beaucoup, « et que, de toutes les eaux minérales, il ne connaissait, « disait-il, que celles de la Motte qui fussent propres « à guérir un grand nombre de maladies, et qui « eussent la propriété de pouvoir être transportées « sans perdre de leurs vertus médicales. »

Comment donc se fait-il qu'un usage aussi répandu fût, il y a peu d'années, complètement tombé en désuétude?

Le malheur des temps, les difficultés inouïes des transports, ont dû, sans doute, concourir à ce fâcheux résultat. Aujourd'hui cet usage reprend d'autant plus de faveur, qu'il est de jour en jour reconnu plus efficace.

De belles routes rendent maintenant l'exportation facile; et, pour offrir aux consommateurs plus de commodité encore, l'administration a fait, sur notre demande, extraire les substances minéralisantes des eaux qui les contiennent.

Les eaux de la Motte ne renferment, nous l'avons vu, que des principes fixes; il est donc facile de recueillir ces principes par simple évaporation : on divise ce mélange de sels divers en paquets, contenant chacun la dose nécessaire pour qu'avec un litre d'eau à 60° on puisse obtenir partout un liquide propre à remplacer, dans la plupart des cas, l'eau minérale elle-même.

Cependant l'eau ainsi recomposée ne renferme pas de bi-carbonate de chaux; mais un semblable sel ne jouit, tout le monde le sait, d'aucune vertu médicale; son absence est donc de toute insignifiance. L'expérience s'est d'ailleurs chargée de justifier nos prévisions, car nous avons vu plusieurs malades ne se décider à venir à la Motte qu'après avoir au préalable éprouvé les plus heureux effets de l'eau minéralisée, suivant le mode indiqué, à l'aide des principes extraits de nos sources.

Une médication qui peut, ainsi que nous l'avons vu, produire un effet purgatif, diurétique ou sudorifique, qui agit ici comme excitante ou révulsive, là comme tonique ou résolutive, ailleurs comme simplement perturbatrice, peut donc à bon droit réclamer la première place dans le traitement d'une foule de maladies; il ne faut donc plus s'étonner de cette longue nomenclature nosologique que tous nos honorables devanciers ont dû convier aux bienfaits de nos piscines. Nous répéterons donc avec eux que la majeure partie des affections chroniques, très prolongées et rebelles à toute espèce de traitement, peut y trouver un soulagement marqué, toutes les fois surtout qu'au nombre des indications à remplir pour les modifier, se présentera celle de réagir par l'enveloppe cutanée, en lui imprimant un mode particulier de vitalité révulsive; que leur effet, essentiellement tonique, les rend infiniment utiles dans toutes les maladies caractérisées par une atonie générale; et que dans beaucoup d'autres cas elles pourront, en imprimant une marche plus énergique, plus vitale à l'ensemble des systèmes, servir à consolider des guérisons, incertaines peut-être sans l'aide de ce puissant auxiliaire (1). Aussi terminerons-nous ce chapitre en appliquant avec bien plus de raison à nos thermes ce qu'on a dit des bains de mer : ils conviennent particulièrement aux enfants à peau fine, blanche, diaphane, à chevelure blonde, décolorés en quelque sorte, étiolés par le séjour des grandes villes, et qui, semblables à de jeunes plantes attachées à un sol ingrat, ne demandent pour se développer qu'un peu d'air et plus libre et plus sain; aux personnes atteintes de langueur chlorotique; aux jeunes garçons et aux jeunes filles qui, arrivés à l'âge de la puberté, éprouvent de la difficulté à se former et à franchir le pas qui sépare l'adolescence de la nubilité, ou bien encore précocement épuisés par de

(1) Lettre du Dr Leroy, citée par le Dr Buissard.

pernicieuses habitudes ; aux jeunes étudiants surtout, qui, avant de se rendre dans les Facultés, ont besoin de retremper leurs forces épuisées par les travaux assidus que nécessite l'épreuve terminale des études classiques ; aux femmes atteintes de fleurs blanches, d'écoulements chroniques des organes sexuels, toutes les fois que ces accidents seront liés à un état d'atonie de ces mêmes parties; aux irrégularités de la menstruation, ou à son défaut absolu ; aux stérilités que l'on pourrait appeler chlorotiques.

Ils conviennent dans tous les cas d'anémie, d'atonie d'organes, d'asthénie générale ou partielle, des différents systèmes de l'économie, et les accidents qui médiatement ou immédiatement en dérivent ; dans la faiblesse résultant de la convalescence de longues et douloureuses maladies aiguës ou chroniques, et qui ont porté une grave atteinte aux forces de la constitution ; dans les maladies du système lymphatique des bourses synoviales, les leucophlegmasies chroniques, les divers engorgements, indurations ou œdèmes d'organes, les épanchements dans la cavité des membranes séreuses, les relâchements de tissu, les blennorrhées chroniques, les affections catarrhales chroniques des muqueuses sans réaction fébrile, à quelque appareil d'organes qu'elles appartiennent.

On en retire d'excellents effets dans une foule d'affections du système nerveux, sous quelque forme qu'elles veuillent se traduire : l'hypocondrie, l'hystérie, la prédisposition aux migraines, les diverses gastralgies et entéralgies, les constrictions et contractures spasmodiques, l'aphonie nerveuse.

On devra les prescrire dans les affections rhumatismales chroniques, celles surtout qui ont leur siége dans le système musculo fibreux; la goutte irrégulière et peu invétérée; les rétractions et contractures des membres; leur faiblesse et leur paralysie, ainsi que celle des autres organes, le rectum, la vessie, etc.

Les eaux de la Motte conviennent encore contre les douleurs et la faiblesse qui sont le résultat inévitable des luxations, fractures, entorses réduites et consolidées, et des divers traitements orthopédiques; dans les ankyloses incomplètes, la raideur qui peut suivre des cicatrices vicieuses, les engelures ulcérées ou non (1).

On devra encore y avoir recours contre toutes les maladies de la peau, la gale surtout; les affections dartreuses, de quelque nature qu'elles soient, lorsqu'elles sont très chroniques, très invétérées; les divers prurits (démangeaisons) de la peau et de l'origine des muqueuses; les ulcères atoniques indolents, qu'aucun moyen n'aura pu guérir; les abcès froids

(1) Les engelures, qui font si souvent le désespoir de nos jeunes écoliers, et qu'une position spéciale nous a permis d'observer en grand nombre, n'ont jamais résisté à des lavages faits avec de l'eau de la Motte concentrée; mais nous devons ajouter que, regardant les engelures comme appartenant en quelque sorte à la classe des maladies qu'il est dangereux de guérir, nous croyons prudent de conseiller dans ces cas l'établissement d'un exutoire (vésicatoire ou cautère), comme une espèce de paratonnerre propre à détourner des organes plus importants toute fluxion morbide.

chroniques par congestion, fistuleux; les suppurations abondantes, etc.

Cependant nous nous garderions bien d'avancer que, dans la plupart des affections que nous avons si longuement énumérées, le bon effet des eaux de la Motte puisse se prononcer d'une manière instantanée; loin de là, souvent il ne commence à se manifester qu'après la cessation de cette médication: bien plus, quelquefois l'on voit des personnes, surtout dans les affections chroniques très invétérées, éprouver une sorte de recrudescence de leurs maux après les premiers jours de traitement et même pendant toute sa durée, et n'en ressentir l'influence salutaire qu'après être rentrées dans leurs foyers.

Mais que les malades se rassurent, et n'aillent pas apporter par leur impatience le premier des obstacles à leur guérison (1). Dans les affections fort anciennes, cette manière lente d'agir n'est peut-être pas un des moindres éléments des succès que l'on peut obtenir: l'expérience ne nous démontre-t-elle pas tous les jours qu'en général les médications très promptes et à grand effet, que l'on pourrait presque appeler héroïques, ne réussissent que rarement dans ces sortes de maladies? Une thérapeutique rationnelle doit s'accommoder avant tout à leur chronicité, et combattre, pour ainsi dire, un à un tous les éléments du mal.

Excitation plus ou moins grande et tonicité plus

(1) Victor Bally.

ou moins prononcée, tels sont, en résumé, les résultats auxquels on doit s'attendre : ces deux effets peuvent se produire isolément, ou, ce qui est plus avantageux, se combiner ensemble; mais il faut, pour atteindre ce double but, que les organes soient encore susceptibles d'une force de réaction suffisante, pour que l'excitation que le traitement détermine chez eux ne se borne pas à un réveil momentané de leur énergie, mais bien que cet état persiste, devienne permanent; et il est nécessaire qu'ils aient en eux-mêmes assez de vitalité pour se maintenir au niveau de stimulation que le traitement thermal leur aura passagèrement imprimé.

Aussi voit-on, lorsque cet effet mixte est obtenu, l'action des solides se relever graduellement, la circulation des fluides s'accélérer, et l'organisation entière recevoir un mouvement général d'impulsion, dont les résultats seront d'autant plus utiles et persistants qu'ils se seront manifestés d'une manière plus lente et plus insensible.

CHAPITRE IV.

CONDUITE A TENIR PENDANT LE TRAITEMENT THERMAL.

Quelque minutieux que puissent paraître la plupart des détails dans lesquels nous allons entrer, leur ensemble est trop intimement lié au succès d'un traitement, pour que notre désir d'être utile nous permette de les passer sous silence.

En arrivant à la Motte, le premier soin du baigneur sera de se procurer un logement exposé au levant, au couchant, ou mieux encore au midi. Ce n'est point que l'exposition au nord n'offre à quelques personnes un avantage tout spécial : les baigneurs qui craignent beaucoup la chaleur, ou qui veulent se livrer au travail de cabinet, accordent même la préférence à ces logements, à ceux surtout qui, n'ayant pour perspective que le ciel et la montagne, semblent d'autant mieux se prêter à la méditation et au recueillement.

Mais, comme il s'agit avant tout d'assainir sa résidence et de la débarrasser de l'humidité, résultat inévitable de l'abondante transpiration dont, à la suite de chaque douche, sont imprégnées les diverses parties des vêtements, on ne saurait trop rechercher les rayons bienfaisants du soleil.

Les chambres de l'établissement sont toutes d'une étendue convenable; leur dimension étant rigoureusement proportionnée au nombre de lits qu'elles contiennent, il ne faut point que, par une économie mal entendue, les malades s'y entassent : un des besoins les plus impérieux de l'homme en santé est d'être constamment entouré d'un air parfaitement respirable, à plus forte raison lorsque l'homme est souffrant est-il nécessaire que ce *pabulum vitæ* ne cesse de lui être offert dans les meilleures conditions. Or, l'on sait combien l'encombrement d'un appartement a promptement vicié l'air qu'il renferme, et ce pernicieux effet est ici produit d'autant plus vite que les matières de la transpiration exhalent une odeur qui semble n'être supportable que pour celui de qui elle émane. Quatre religieuses et leur supérieure s'étaient, malgré nous, groupées dans une chambre à trois lits; impossible d'y pénétrer le matin sans être suffoqué par un air tout-à-fait analogue à celui d'un infect cabanon. Les nausées, l'anorexie, les vertiges ne tardèrent pas à survenir, et nous sommes persuadé que, si elles n'eussent enfin consenti à dédoubler leurs lits, ces personnes ne fussent reparties bien plus souffrantes qu'elles n'étaient arrivées.

Une fois le traitement réglé, ou par l'un des inspecteurs de l'établissement, ou par le médecin étranger qui aura indiqué la marche à suivre, le malade devra faire choix d'une heure pour prendre ses bains et douches.

Le service thermal commence dans le mois de juillet, à trois heures du matin; les séries les plus recherchées sont celles de cinq à sept heures : le sommeil n'a pas été aussi prématurément interrompu, et le malade a encore un temps plus que suffisant pour se reposer et se trouver sur pied à l'heure du déjeûner. Cependant les personnes qui ont le plus l'habitude des traitements thermaux préfèrent, et nous sommes de leur avis, les premières séries : pour elles, à sept heures tout est terminé, et, si le bruit des corridors veut bien le permettre, elles peuvent encore goûter quelques heures d'un paisible sommeil;

ou bien, par une légère promenade aux rayons du soleil, elles vont utilement se disposer à leur premier repas

Pour cette promenade matinale, il importe d'être chaudement vêtu : lors même que le baigneur ne se rendrait à nos thermes que dans le milieu de la saison, il aura dû se munir de vêtements de laine ; bien que la température de la Motte ne diffère presque pas de celle de Lyon, néanmoins dans les montagnes il arrive quelquefois qu'à la suite des pluies d'orage il survient, même au mois de juillet, un refroidissement momentané auquel il est bon de pouvoir opposer l'abri du manteau.

On trouve à l'établissement des couvertures de laine destinées à envelopper les malades immédiatement après la douche; mais s'il est un objet dont nous redoutions la mise en communauté, c'est à coup sûr celui dont il s'agit : cela soit dit, tout en reconnaissant que la personne intelligente préposée à la garde de la lingerie apporte dans son emploi des soins de propreté qui vont jusqu'au scrupule, et sont bien de nature à donner complète sécurité.

Nous préférons voir les malades faire l'acquisition d'un ample burnous à capuchon et d'une paire de larges bottes montant au-dessus du genou, le tout en étoffe de laine. Indépendamment du sentiment de confiance et de bien-être que réveille toute idée de propriété, ce vêtement a sur la couverture, celle-ci ne fût-elle même pas banale, un avantage dont ne cessent de se louer les personnes qui en ont fait une expérience comparative : une fois lié, garrotté, le malade ne peut dégager les bras de son maillot sans s'exposer à voir sa transpiration se ralentir, ou même s'interrompre par suite d'un refroidissement, toujours intempestif, sinon funeste; et cependant les sécheurs ne sont pas toujours là pour détourner des yeux les flots de transpiration qui les inondent; puis, dans cette position, les simples importunités d'une mouche ne deviennent-elles pas un véritable supplice? le burnous, du moins, laisse aux mains leur bienfaisante intervention, et le cordon de sonnette, au besoin, cesse d'être inutile.

Des considérations du même genre nous font insister auprès des malades pour qu'avant de se rendre à la douche, ils veuillent bien faire enlever les matelas et les draps de leur lit. La transpiration s'établit tout aussi bien sur le simple garde-paille, et l'on est débarrassé des inconvénients inévitablement attachés à la marche contraire. En effet, si le malade est du nombre de ceux chez lesquels nos douches produisent une transpiration tellement abondante que matelas, garde-paille, et souvent même parquet, en sont transpercés, comment espérer que dans la journée la laine du matelas puisse être assez complètement séchée pour que pendant la nuit la chaleur du corps n'en fasse ressortir une funeste humidité?

Aux malades de cette classe, et ils sont fort nombreux, nous conseillons de faire mettre une pièce de toile cirée *sous* le garde-paille. Cette toile doit avoir à sa partie moyenne deux ou trois ouvertures rapprochées; le poids du corps lui donne une disposition en forme d'entonnoir, la sueur se rend dans un vase placé au-dessous des ouvertures, et les planches du parquet ne sont plus incessamment imprégnées du liquide, plus ou moins nauséeux, qui chaque jour les inondait.

Au-dessous de son oreiller, le malade aura eu soin de faire placer le linge de corps dont il pense avoir besoin pour se changer. Lorsque le terme de la transpiration sera venu, le baigneur trouvera dans ce linge ainsi placé, sans qu'il soit nécessaire de recourir aux lenteurs et aux embarras du chauffeur, une température agréable et tout-à-fait suffisante pour se soustraire à l'impression d'une trop grande transition; alors la couchette sera préparée à l'ordinaire, et le malade pourra se livrer, dans un lit parfaitement sec, à un repos de quelques heures.

Lorsque les malades paraissent prédisposés aux congestions cérébrales, ou que l'affection qui les a conduits à nos thermes n'est elle-même que la suite d'un accident de ce genre, nous ne permettons pas qu'au retour de la douche on les couche dans leur lit; nous les faisons asseoir sur un fauteuil, en ayant soin d'approcher de leurs pieds une bouillotte chaude, tandis que de temps à autre le front et la figure sont soumis à des lotions fraîches, ou que la tête est recouverte d'un vase réfrigérant.

Les malades de cette classe se trouvent bien de maintenir leurs pieds appliqués pendant le bain contre un vase rempli d'eau bouillante; et comme cette eau se met assez promptement en équilibre de température avec celle de la baignoire, elle doit être plus ou moins renouvelée.

Le vêtement le plus convenable pour les baigneuses, pendant les bains et les douches, est un simple peignoir en laine; mais, pour le séjour dans la piscine, les habillements en usage dans les bains de mer paraissent préférables : ils se composent ou d'une chemise avec pantalon réunis ensemble à la taille et montés sur une même ceinture, de façon à former un tout continu, ou mieux d'un pantalon isolé, maintenu à l'aide d'une ceinture à boucle et recouvert d'une petite blouse ou tunique. Dans l'un et l'autre cas, les manches ne sont point entièrement fixées à l'entournure de la taille, afin de laisser à l'eau la facilité de sortir, surtout si l'on veut se livrer à l'exercice de la natation.

Pendant la durée de la douche ou du bain, il convient d'avoir la tête découverte : les bonnets en taffetas ciré doivent être entièrement proscrits, ils ont pour effet de concentrer la chaleur sur la tête et de s'opposer à la salutaire exsudation transpiratoire qui peut se faire par le cuir chevelu. Cependant, comme il convient chez les femmes de retenir les cheveux, il suffit d'une simple résille en filoche: la chevelure n'en sera point, il est vrai, garantie des éclats de la douche; mais ces aspersions d'eau salée, loin de nuire à son soyeux et à sa beauté, ne peuvent que leur être favorables: les meilleurs cosmétiques pour la conservation et l'entretien des cheveux étant précisément ceux dans lesquels le chlorure de sodium entre à plus haute dose.

La précaution de se débarrasser de toute coiffure est surtout nécessaire lorsque, pour combattre des douleurs rhumatismales chroniques ayant leur siége dans le péricrâne, on doit diriger l'action de la douche sur la tête elle-même. Dans ce cas, les baigneuses feront bien de se faire simplement natter les cheveux de chaque côté et de les laisser flotter sur les épaules.

En sortant du bain et de la douche, les malades devront se faire soigneusement essuyer tout le corps avec des linges chauds : il est inutile de chercher à conserver un certain degré d'humidité comme on le fait dans les bains de mer, dans la pensée de favoriser l'absorption des parties salines dont une abstersion trop complète pourrait débarrasser la peau. Les bains de la Motte, comme nous l'avons vu, se prêtant beaucoup mieux à l'imbibition endermique, cette pratique serait plus nuisible qu'utile.

La tête sera plus minutieusement essuyée : on aura soin, chez les femmes surtout, de la laisser découverte pendant toute la période de la transpiration, ou du moins de ne la couvrir que d'un tissu fort léger, de manière à laisser l'air librement circuler entre les boucles, bandeaux ou tresses que les cheveux pourront présenter.

Si à la suite du traitement les cheveux restaient trop hygrométriques, c'est-à-dire, s'il suffisait de l'air le plus légèrement humide pour leur faire perdre toute frisure, les dames se feraient saupoudrer la tête avec de la poussière bien tamisée de bois d'acajou; elles la couvriraient ensuite d'un léger tissu, et laisseraient les choses ainsi disposées pendant toute une nuit : le lendemain la poudre absorbante serait enlevée, et avec elle disparaîtraient les dernières molécules salines, cause d'une intempestive hygrométrie.

Notre conseil de se servir de linges chauds est fondé sur ce que, la réaction existant déjà au sortir de la douche, il nous paraît peu convenable d'exposer le baigneur à une impression de fraîcheur qui, si elle est sans danger, est presque toujours au moins désagréable. Mais pour atteindre notre but il n'est nullement nécessaire d'avoir des linges brûlants : les linges, tels qu'on les sort du chauffoir, peuvent, soigneusement enveloppés dans la couverture ou le burnous, conserver pendant plus de vingt minutes une chaleur plus que suffisante. Nous recommandons, en conséquence, le plus expressément possible, à tous les malades de ne se rendre dans les cabinets de douches qu'après avoir pris la précaution d'y faire déposer sous leurs yeux tout le linge nécessaire à leur sortie. Une fois entrés dans les cabinets, les malades ne doivent pas souffrir que les doucheurs ou doucheuses les laissent seuls jusqu'à ce que l'opération soit terminée : d'une minute à l'autre un bain d'une température de 40° peut produire un état de malaise, contre l'éventualité et la gravité duquel la présence des employés peut seule rassurer. Ici chaque baigneur est incontestablement investi du droit de faire exécuter, en ce qui le concerne, les injonctions formelles du chef de service; mais lui-même doit s'y prêter, et ne pas fournir à l'absence des employés le prétexte d'un linge oublié.

Pour peu que l'on éprouve à la fin du bain un léger sentiment de douleur ou même de simple pesanteur à la tête, on fera bien de prendre, pendant cinq à dix minutes, un bain de pieds un peu chaud.

Jamais les baigneurs, dans l'espoir de hâter leur traitement, ne devront prendre deux douches le même jour : les énormes transpirations qui accompagnent ordinairement les douches doivent, à cet égard, servir d'utile avertissement pour détourner les malades d'une pratique dont un affaiblissement funeste pourrait être la fâcheuse conséquence.

Il n'en est pas de même des bains : on peut en prendre deux par jour sans s'exposer, à beaucoup près, aux mêmes inconvénients ; cependant la prudence exige de ne pas en agir ainsi sans une prescription médicale, de même qu'il convient de ne pas prendre plus de cinq douches de suite sans avoir consulté sur le plus ou moins de convenance d'un repos plus ou moins prolongé.

Le plus ordinairement, comme repos, à la quatrième ou cinquième douche, l'on fait succéder un bain ; il est même des malades qui, après avoir pris une douche le matin, se trouvent fort bien de se baigner dans la soirée ; mais cela également ne doit pas se faire en dehors de tout avis médical.

A la Motte, moins que partout ailleurs, ce qu'on appelle *une saison* ne saurait être d'une durée uniforme : s'agit-il d'une affection rhumatismale peu invétérée, douze ou quinze jours de traitement suffiront pour la faire disparaître ; mais pour le rachitisme, mais pour les scrofules, mais, en un mot, pour toutes les affections qui sont la conséquence d'engorgements viscéraux plus ou moins prononcés, ce n'est que par un traitement de vingt-cinq à trente jours que l'on a lieu d'espérer de produire dans toute l'économie l'heureuse modification d'où peut seule dépendre la guérison.

Dans les cas de cette nature, nous avons vu les malades faire avec succès ce qu'on appelle *deux saisons* de trois à quatre semaines chacune, en laissant entre elles un intervalle de repos d'égale durée. Si les fatigues du voyage, les ennuis du déplacement, sont les seuls obstacles qui s'opposent à cette marche, ils s'aplanisssent de la manière la plus heureuse : nos montagnes offrent la résidence la plus salubre qui se puisse imaginer, et le séjour prolongé qu'on peut y faire, en attendant la reprise du traitement, est la meilleure des préparations pour en assurer le succès.

Quel que soit, du reste, le genre de l'affection pour laquelle les baigneurs se sont soumis à un traitement thermal, ils doivent se tenir pour avertis que désormais il convient qu'ils s'assujettissent à l'usage continu des tissus de laine sur la peau ; cette recommandation ne nous paraît pouvoir comporter d'exception qu'autant que l'affection combattue aurait été de nature dartreuse, ou bien qu'il ne se serait agi que d'un mal tout local, telles que luxations, entorses ou suites de fractures, etc.

En regagnant leurs foyers, les malades éviteront de voyager pendant la nuit, et ils auront soin de laisser quelques semaines s'écouler avant de prendre des bains ordinaires ; que si des habitudes de propreté leur font trouver ce délai trop long, ils pourront l'abréger en ayant la précaution d'ajouter dans l'eau de leur baignoire deux à trois cents grammes de sel ordinaire.

Autant que possible, les malades ne devront point, pendant leur traitement, changer l'heure habituelle de leurs repas : un restaurateur de premier ordre, un café-restaurant, un marchand de vin traiteur, servant à divers instants tables d'hôte et repas isolés, les baigneurs trouvent ici pour suivre leurs convenances les plus grandes facilités.

Bien qu'il soit nécessaire de faire, sauf indications contraires, usage d'une alimentation tonique et fortement réparatrice pour soutenir, sans trop s'affaiblir, les déperditions qu'entraîne le traitement, les repas cependant ne devront pas être très copieux : si l'air de la montagne et le changement apporté dans le genre de vie excitent le plus souvent l'appétit, il faut se garder de donner à ce dernier pleine satisfaction, et il est de toute prudence de ne pas attendre, pour mettre fin au repas, que la satiété soit complète.

En général, à tout malade dont l'âge a dépassé en quelque sorte la ligne de partage, nous conseillons de ne pas s'asseoir deux fois par jour aux tables d'hôte de premier ordre ; le nombre et la variété des mets qui les recouvrent développent un appétit factice qui n'est plus l'expression des besoins réels de réparation et auquel il n'est pas toujours prudent d'obéir, ne fût-ce que pour éviter aux organes de la digestion une fatigue inutile. Lorsque l'on quitte, à onze heures du matin, une table qui a été presque splendidement servie, il est bien difficile que l'estomac soit, à cinq heures de l'après-midi, convenablement disposé pour la seconde séance à laquelle la cloche le convie. Les digestions ne tardent pas à devenir pénibles; des aigreurs, des pesanteurs d'estomac, des renvois sulfureux, réclament alors un changement de régime, et le malade ne saurait trop se hâter de s'y soumettre. N'eût-il pas mieux valu prévenir l'invasion presque infaillible d'un semblable malaise, en n'accordant dès les premiers jours, au repas du matin, que le confortable compatible avec les règles d'une sévère sobriété? Or, laisser un malade choisir sur une carte très variée un potage, un plat de viande, un plat de légumes et deux plats de dessert, me paraît la seule latitude que l'on puisse raisonnablement accorder : la digestion d'un semblable repas est facile, et l'on peut, sans inconvénient, établir son dîner sur des proportions plus larges et plus en rapport avec ses goûts ou ses habitudes.

Les personnes qui sont dans l'usage de déjeûner soit avec du chocolat, soit avec du café ou du thé à la crême, peuvent ne point y déroger : la prétendue incompatibilité du lait avec le traitement est une de ces erreurs qui nous ont paru prendre leur source dans de petits intérêts privés dont le bon sens doit faire justice.

Nous avons dit que le régime devait être essentiellement tonique : cela ne peut s'entendre évidemment que lorsqu'il s'agit de baigneurs libres de toute affection gastrique; mais, dans ces cas même, nous proscrivons formellement les épices, la moutarde surtout. Les apprêts doivent être extrêmement doux; ce n'est point que les viandes salées, la charcuterie, doivent être rejetées : loin de là, leur usage modéré fait partie intégrante d'une bonne alimentation. Il en est de même de la salade verte (1) et des fruits bien mûrs; le traitement thermal n'est nullement opposé à leur judicieux emploi : c'est-à-dire, qu'il faudrait bien se garder d'en composer son régime d'une manière exclusive, car les aliments maigres ne sont pas d'une nature assez réparatrice pour que l'infraction aux lois de l'abstinence ne soit pas une des exigences de tout traitement thermal.

Le vin sera pris en médiocre quantité; et comme nous attachons, hygiéniquement parlant, un grand prix à sa bonne qualité, nous conseillons l'usage des vins du Beaujolais de préférence à ceux du pays, que nous estimons peu. En dehors même de toute indication spéciale, il est avantageux de les mélanger avec de l'eau d'Auriol ou du Monestier, sources gazeuzes et ferrugineuses qui, situées non loin de la Motte, permettent d'offrir aux baigneurs une boisson aussi salutaire qu'elle est agréable.

Quant aux personnes atteintes d'irritations abdominales, gastrites, entérites, hépatites, gastralgies, etc., nous ne saurions trop les détourner de toute espèce de table d'hôte : ne faut-il pas une sorte de courage pour persévérer, même en l'absence de toute séduc-

(1) Il importe toutefois que le vinaigre ne domine point dans l'assaisonnement : pendant toute la durée du traitement, et longtemps après, il convient de s'interdire l'usage des acides, tels que sirop de groseille, limonades, etc.

tion culinaire, dans ces régimes sévères dont la continuité indéfinie peut seule assurer le succès? A quoi bon s'imposer alors le supplice de Tantale, en laissant placer devant soi d'autres mets que ceux dont le choix aura été délibéré avec la prudence la plus extrême?

Le conseil de resserrer le déjeûner dans des limites assez restreintes s'applique surtout aux personnes qui prennent deux bains par jour, ou à celles qui, tout en ne se baignant qu'une seule fois, ne veulent pas se rendre aux piscines avant d'avoir fait un premier repas : c'est qu'on ne saurait trop recommander aux baigneurs d'apporter le plus grand soin à ne se plonger dans l'eau que lorsque le travail de la digestion est complètement terminé.

L'intervalle qui doit s'écouler entre le bain ou la douche et le dernier repas, varie nécessairement suivant la quantité et la qualité des aliments dont on a fait usage, mais surtout aussi suivant la disposition propre à chaque malade: il est telles personnes chez lesquelles trois heures suffisent pour mener à bonne fin toute digestion, tandis que chez d'autres cette fonction réclame un espace de temps presque double. Chacun devra donc s'interroger sur ce point avec le dernier soin, afin de ne pas s'exposer à grossir la liste des accidents mortels que chaque été enregistre à la suite des bains de rivière pris peu de temps après avoir mangé.

Chez beaucoup de baigneurs le sentiment de la soif devient extrêmement vif; c'est ce que les habitués appellent être parvenus à la période de *soif inextinguible*, et pour eux c'est un avertissement de cesser ou de suspendre le traitement. Ce phénomène est sans doute le résultat des transpirations qui ont eu lieu avec tant d'abondance, mais peut-être aussi est-il l'expression d'une espèce de saturation saline qu'il convient de ne pas dépasser.

Il n'est pas rare de voir dans les premiers jours du traitement une constipation opiniâtre s'établir : l'abondance des transpirations, en détournant l'espèce de rosée qui doit dans l'état normal lubréfier la muqueuse intestinale, explique surabondamment ce phénomène. Si l'eau minérale, prise à l'intérieur à dose progressivement croissante, est inhabile à ramener la régularité dans les évacuations alvines, il ne faut pas hésiter à rendre cette eau, comme nous l'avons déjà dit, légèrement laxative par l'addition de quelques grammes de sulfate de magnésie, car il importe de vaincre un état qui ne tarde pas à s'accompagner d'une disposition aux congestions cérébrales tout-à-fait contraire à la continuation du traitement.

Lorsque, en dehors de cette cause et de toute autre circonstance appréciable, cette prédisposition aux congestions céphaliques se manifeste chez les malades, soit à leur arrivée, soit pendant leur séjour, il faut ajourner le traitement ou le suspendre jusqu'à ce que le médecin ait prononcé sur l'opportunité d'une évacuation sanguine.

On a depuis longtemps, à la vérité, renoncé avec raison à la vieille routine, qui consistait à soumettre tous les baigneurs à un traitement préparatoire uniforme, pendant lequel saignées et purgatifs venaient d'une manière banale prélever leur tribut; mais, pour n'être pas employés aussi indistinctement et à tout propos, ces moyens n'en constituent pas moins une de nos ressources les plus précieuses.

Les personnes qui seraient dans l'usage de faire de la nuit le jour devront à la Motte se hâter de modifier leur pernicieuse habitude, si elles ne veulent se condamner à une incessante insomnie. A dix heures du soir, le plus grand calme règne dans l'établissement; mais dès quatre heures du matin tout le service est sur pied, et, quelles que soient les précautions prises pour diminuer le bruit, il n'est pas possible que des centaines de portes puissent s'ouvrir et se fermer à la sourdine.

Malheur donc au malade qui, n'ayant pu se loger dans les pavillons les plus éloignés, n'aura pas voulu profiter des six heures de silence accordées à son sommeil! et notez bien que si, au retour de la douche, le besoin de dormir se fait trop impérieusement sentir, et que le baigneur soit sur le point d'y céder, mille échos ne tarderont pas de lui crier: Prenez garde! ne vous endormez point, rien de plus nuisible que le sommeil après la douche!...

Quant à nous, cette opinion, assez généralement répandue parmi tous les habitués de la Motte, nous paraît peu logique, et nous ne pouvons nous défendre de soupçonner qu'elle ne doive sa naissance à une adroite diplomatie. Au malade qui se plaignait du bruit, résultat inévitable et fâcheux d'une trop grande agglomération, on a dû répondre: Mais le bruit après la douche est chose des plus utiles! Sans ce bruit vous dormiriez, et dormir après la douche est tout-à-fait funeste!...

Loin de partager cette crainte, nous croyons au contraire qu'il y a bien moins d'inconvénients à s'abandonner au sommeil qu'à se livrer à tous ces efforts de contention d'esprit et de surexcitation cérébrale qui deviennent nécessaires pour résister à un besoin qui souvent est le résultat de la fatigue et de l'espèce d'affaissement qu'a produits l'action de la douche. Jamais, du reste, nous n'avons vu le bain ou la douche être suivis d'effets plus salutaires que lorsque, après avoir pris une verrée d'eau thermale ou d'infusion théiforme, le malade peut goûter pendant une ou deux heures un paisible sommeil. Si donc nous ne faisons pas de cette pratique un précepte auquel il ne dépendrait pas d'ailleurs des malades de pouvoir toujours se conformer, du moins désirons-nous, le cas échéant, que ces courts moments de bien-être ne soient pas empoisonnés par de chimériques craintes.

Nous trouvons donc tout-à-fait conforme aux lois de l'hygiène l'usage établi à la Motte de ne point prolonger les veillées du salon; cependant les personnes qui recherchent le plaisir de la danse, et qui associent des idées de bal à tout établissement thermal, peuvent encore satisfaire leurs goûts : tous nos malades ne sont pas atteints d'entorses ou de sciatiques, et plus d'une fois nos soirées voient de gracieux quadrilles s'organiser.

Pendant tout le mois de juillet, d'ailleurs, ces soirées sont bien courtes : l'air si doux et si pur du vallon engage à prolonger les promenades, et l'aspect animé de la terrasse contribue encore, de son côté, à dépeupler le salon.

La chaleur du milieu du jour n'est jamais assez forte pour faire obstacle aux promenades : il importe aux malades de s'y livrer, surtout à pied. Lors même qu'on ne s'éloignerait pas de ce qu'on appelle le *vol du chapon*, les sites sont assez variés pour qu'on n'ait pas à craindre la monotonie. Quant aux personnes qui ne craignent pas de plus lointaines excursions, nous allons bientôt faire passer sous leurs yeux le tableau de nos richesses.

Un instant l'administration de la Motte eut l'heureuse pensée de ranger au nombre des distractions à offrir à ses baigneurs les plaisirs de la pêche et de la navigation ; de regrettables difficultés ont malheureusement fait ajourner la signature du traité par lequel un des beaux lacs du voisinage allait être mis à la disposition de nos malades.

Les baigneurs qui pour se rendre à la Motte attendent le loisir des féries, et dont les affections ne sont pas incompatibles avec l'exercice de la chasse, pourront goûter ce plaisir avec d'autant plus de charmes que le gibier abonde dans la contrée ; mais il ne faut pas oublier que le parcours de nos pentes est souvent bien pénible, et qu'il engendre promptement un sentiment de fatigue auquel les rhumatisants doivent avoir la prudence de ne point s'exposer trop souvent.

Le botaniste, le géologue, aux pas plus mesurés, pourront, sans se donner autant de peine, enrichir leurs collections de plus d'un souvenir.

Les divers exercices gymnastiques, le trapèze, l'escarpolette, etc , conviennent surtout aux jeunes enfants que des inflexions vertébrales ont conduits à la Motte; aussi serait-il à souhaiter que l'administration, cédant au vœu des familles, pût, au moyen de quelques machines de gymnase, donner à son établissement un complément orthopédique.

Le malade, forcé de renoncer à ses habitudes, de suspendre le cours de ses travaux, est souvent dans une disposition morale plus fâcheuse elle-même que l'affection qu'il s'agit de combattre. Qui ne connaît les nuages dont se surcharge l'horizon de tout être qui souffre? et cependant la première condition de succès n'est-elle pas dans le calme et la tranquillité de l'âme? Il faut donc, en abordant nos montagnes, avoir le courage de bannir tous soucis, de dépouiller le vieil homme, pour laisser le cœur, libre de toute amère pensée, s'ouvrir largement à l'espérance.

Que si les idées réveillées par la vue de nos Alpes ont une grande tendance à revêtir une teinte mélancolique, cette nuance est loin d'être sans douceur et sans charmes : l'homme souffrant, plus que tout autre, a besoin de se replier quelquefois sur lui-même; aussi un instinct secret lui fait-il rechercher la solitude, puisse-t-il y suivre le conseil du poète allemand (1)! il sortira de son recueillement et meilleur et plus dispos. Mais qu'il n'aille pas s'abandonner

(1) « Si tu souffres, regarde autour de toi s'il n'y a point de bien à faire, et lis dans le grand livre de la nature. » (GOETHE.)

aux aberrations de l'hypocondrie... : il n'a pas sans doute le malheur de se trouver sans amis, sans famille; qu'il songe donc alors que la santé n'est pas une propriété entièrement privée, et que tous les soins dont il doit avoir l'énergique persévérance de l'entourer ne sont, après tout, qu'un devoir accompli envers un dépôt confié par tous ceux qui lui sont chers!

CHAPITRE V.

EXCURSIONS A FAIRE DANS LES ENVIRONS DE LA MOTTE-LES-BAINS.

Les sources thermales de la Motte. — Marcieu. — Mont Sénèpe. — Source thermale de Mayres. — Rocher inaccessible. — Le Monestier. — Monteynard. — Fontaine ardente. — Mines d'anthracite. — Pierre-Percée. — Fruitières ou chalets de Saint-Christophe. — La Mure. — Laffraie. — Uriage. — Vizille.

Ce chapitre est surtout destiné à cette classe nombreuse de malades que les médecins envoient aux eaux, non point, comme le dit le vulgaire, *pour s'en débarrasser*, mais bien dans l'intention de leur procurer une série d'impressions diverses qui viennent rompre un désaccord organique dont le point de départ, *incertæ sedis*, est souvent impossible à déterminer. A ce genre d'affection, triste amalgame d'influences hystériques, hypocondriaques, conviennent surtout les promenades variées, les courses montagneuses.... On comprend que pour rompre cet éternel interrogatoire auquel le malade se complaît à soumettre incessamment ses souffrances, il ne suffise pas d'un nombre déterminé de bains ou de douches... L'accessoire doit l'emporter sur le principal; et de même que nous avons entendu le célèbre professeur Dubois, en pareille circonstance, conseiller avec succès les promenades à cheval, non aux Champs-Elysées ou au bois, mais bien dans les rues Saint-Denis et Saint-Martin au moment où elles sont le plus fréquentées ou encombrées, plus d'une fois nous avons vu le parcours de nos sites accidentés modifier de la manière la plus heureuse un état de consomption, désespoir des malades et de ceux qui les entourent.

Il est bien naturel que la première excursion de nos baigneurs ait pour but de rendre visite à la naïade dont ils sont venus saluer les ondes salutaires. Un pont, situé au bas de la prairie, permet aux promeneurs de franchir le ruisseau de Trèsfort ou du Sagnereau, et de gagner le petit hameau du Pérailler où se trouvait anciennement un bâtiment destiné aux douches et aux bains.

En traversant la prairie, on est tout d'abord frappé d'une remarque qui s'applique du reste à la plupart des vallons alpestres; le versant septentrional est recouvert de belles forêts ou de terres à blé, tandis que le versant méridional ne présente qu'une aridité presque complète (1).

Il est probable, ainsi que l'observe M. V. Juge dans ses Etudes géologiques sur les Alpes maritimes, que la cause de cette différence dans la vigueur et l'abondance de la végétation tient aux alternatives de température plus brusques et plus sensibles vers le sud que vers le nord, et dont l'influence constante finit à la longue par désagréger la roche qui s'éboule en entraînant la terre végétale et tout ce qui se trouve sur son passage (2).

Un chemin ombragé conduit presque horizontalement du Pérailler à une roche qui surplombe le Drac: là, il faut s'arrêter quelques instants pour embrasser, d'un coup d'œil, l'abîme dans lequel roule la furieuse rivière (en langue celtique *Der-Ach*).

L'élévation des roches, leur escarpement, la direction de leurs couches éveillent dans l'esprit du géologue mille pensées diverses; mais il n'est

(1) Le versant septentrional de nos Alpes est presque toujours boisé, tandis que le versant méridional ne l'est ordinairement pas, ou lorsqu'il l'est, ce sont les pins qui dominent. (V. Juge.)

(2) Ces désagrégations et ces éboulements affectent surtout les roches de gneiss et de micaschistes, et se manifestent à l'époque du printemps, lors de la fonte des neiges, qui est toujours plus précoce sur les versants méridionaux; aussi le flanc et le pied de ces montagnes sont-ils recouverts de blocs et de débris de rochers amoncelés que les habitants du pays désignent pittoresquement sous le nom de *ruines*, expression aussi énergique que vraie. (Victor Juge.)

point nécessaire d'être au nombre des adeptes de la science pour se sentir ému à la vue d'un tel spectacle et songer à la mystérieuse dislocation dont ce tableau a conservé l'indélébile empreinte.

Un autre ordre d'idées ne tarde pas à se faire place : les œuvres de l'industrie qui s'étalent aux regards sont en effet, elles aussi, de nature à fixer l'attention.

Le petit toit qu'on aperçoit, à quelques mètres de distance, du côté du Drac, couvre le réservoir qui sert à alimenter la colonne motrice que nous retrouverons plus loin : des deux rigoles en bois que l'on distingue, la première est destinée à dériver l'eau du ruisseau qu'on a traversé, la seconde sert à l'écoulement du trop-plein du réservoir.

Une autre colonne se rapproche de celle dont nous avons parlé ; bientôt elle la dépasse, se prolonge sous vos pieds, redescend pour traverser le torrent sur un aqueduc; puis l'œil en suit le long développement jusqu'à plus de trois cents mètres d'elévation, point culminant qu'elle n'atteint qu'après un trajet sinueux de 500 mètres.

Cette immense colonne est parcourue par l'eau thermale qui, à partir de ce lieu élevé, suit par sa propre pesanteur et pendant près de 1,400 mètres, l'espèce de corniche que l'on voit tracée sur le flanc de la montagne jusqu'au niveau de la façade orientale de l'établissement. Arrivée là, cette eau trouve un nouveau siphon renversé qui la ramène sur la rive gauche du ravin et la conduit enfin dans les réservoirs qui lui sont destinés.

A partir du rocher sur lequel nous avons fait halte,

la route n'est plus qu'un étroit sentier qui devient de plus en plus escarpé; aussi est-il prudent de ne se servir de montures que pour le retour.

Les lacets à parcourir sont agréablement bordés de fleurs et d'arbrisseaux, et contrastent sous ce rapport d'une manière frappante avec la complète nudité de ceux que présente la roche aride située de l'autre côté du Drac. Que si l'on fait cette excursion vers midi, heure à laquelle, revenant du Monestier, muletiers et muletières parcourent sur leurs montures les diverses sinuosités des deux montagnes, il est impossible d'imaginer scène plus pittoresque et de ne pas être frappé de sa couleur toute castillanne.

Aux deux tiers du dernier lacet se trouve sur la gauche un petit sentier qu'il faut suivre jusqu'au bord du torrent: là, un pont d'une hardiesse à provoquer les sévérités administratives, vous offre son frêle appui pour aller vous placer au pied de la route d'Avignonet, et contempler dans tous leurs détails les cinq étages de la magnifique cascade à laquelle alors on fait face.

C'est sur ce point que doit se placer tout paysagiste jaloux de donner à ses toiles un cachet local. A peu de chose près, la plupart des cascades ont un aspect uniforme..... Mais cette maisonnette que vous apercevez sur la droite ne permet plus d'équivoque; elle fournit à l'artiste l'occasion, peut-être unique, de représenter sur une page, pourtant bien restreinte, et l'idéal de la poésie et l'idéal du positif: c'est que cette maisonnette recèle un chef-d'œuvre industriel qu'à son tour nous allons bientôt visiter.

En reprenant le lacet que nous avions quitté, on arrive en peu de secondes au monument qui renferme, étonnante solution d'un difficile problème, ce que l'on pourrait appeler, physiologiquement et anatomiquement parlant, le cœur de l'établissement de la Motte.

Déjà, depuis quelques pas, les deux énormes tuyaux en fonte que l'on a côtoyés ont rappelé, par leur juxta-position et par leur température différente, l'idée d'une véritable circulation; l'un d'eux, en effet, sert de conducteur à l'eau froide des glaciers qui se précipite à la rencontre de l'eau bouillante des volcans, pendant que celle-ci, docile à l'impulsion de la première, remplit le tube latéral et le remonte jusqu'aux piscines.

La machine intermédiaire entre ces deux colonnes ne représente-t-elle donc pas une espèce d'organe central de circulation, puisque, point de départ de l'un des liquides, elle est en même temps point d'arrivée de l'autre?

Au rez-de-chaussée du petit bâtiment, est la margelle du puits dans lequel émerge la source thermale; le deuxième étage sert de logement et d'atelier au mécanicien, et la pièce du premier est entièrement consacrée à la machine, dont nous allons expliquer le jeu et donner la description (1).

Lorsqu'on a considéré pendant quelques instants le jeu simple et régulier de cette machine, lorsque l'on

(1) Voir à la fin de la Notice.

réfléchit à sa puissance et à l'utilité de son travail, on désire vivement qu'une honorable distinction soit décernée aux hommes habiles qui l'ont imaginée. Les divers perfectionnements apportés dans la construction de nos machines à vapeur, ont valu à leurs inventeurs des récompenses certainement bien méritées ; mais, à plus forte raison, ont-ils droit aux mêmes faveurs ceux qui ont su trouver dans une eau vague la force d'un nombre de chevaux presque illimité, et enrichir le pays d'une création toute nouvelle, aussi féconde en bienfaisants résultats.

Certes, ce qu'il peut y avoir d'hyperbole à comparer les travaux hydrauliques de la Motte à ceux dont l'antiquité nous a légué de si grandioses vestiges, est bien près de s'évanouir lorsque, en regard des ressources exiguës d'une modeste Compagnie, on évoque le souvenir des légions romaines.

En sortant de la petite maison on se rend sur les bords de la cascade, qu'il est habituellement facile de franchir (1); et à quelques mètres plus bas, en suivant le Drac, on trouve une autre source thermale de même nature que celle du puits.

Les travaux que la Société a pu entreprendre, grâces aux bienveillantes subventions du ministre et du département, ont fait disparaître, pour le recueillir en contre-bas, le filet principal qui sortait à un mètre au-dessous de la grotte que l'on voit encore.

(1) Aujourd'hui le passage a lieu sur un pont en pierre, qui sert d'aqueduc à l'eau thermale nouvellement recueillie.

La température de l'eau du puits est de 58°, celle des divers filons du second groupe est de 60°, 63° et 65°, ce qui donnerait en moyenne une température de 61° 50.

A ce compte, et d'après les calculs appliqués au puits de Grenelle, les eaux devraient provenir d'une profondeur de 1,984 mètres.

Il est aujourd'hui généralement admis, dans la science hydrologique, que l'eau des sources thermales est de l'eau de la surface du globe, qui descend par des fissures jusqu'à la surface d'action où se trouvent tous ces corps minéraux dont les éléments sont rassemblés par une cause inconnue au centre de notre planète, et que nous trouvons si rarement dans les cavités de sa croûte oxidée.

Mais cette eau ne serait pas de l'eau pluviale, qui peut tout au plus alimenter des sources à niveau variable.

Les eaux minérales, qui, à très peu d'exceptions près, présentent depuis un très grand nombre d'années même volume, même composition, mêmes dégagements de gaz, même saveur et même température, seraient formées par l'eau des rivières et des fleuves qui, coulant pour la plupart sur des fentes préexistantes, abandonnent toujours la même quantité d'eau. Celle-ci descend jusqu'au théâtre de sa minéralisation, d'où elle remonte chargée de différents principes. De là cette situation remarquable des sources minérales sur les bords des cours d'eau qui peut-être les alimentent. Ici, par exemple, il est plausible d'admettre que les eaux thermales de la Motte prennent leur point de départ dans le Drac lui-même, à quelques kilomètres en amont de leur point d'émergence, puis qu'à l'aide d'une espèce de siphon renversé elles viennent regagner la surface sur les bords du même torrent.

Dans cette hypothèse s'expliquerait à merveille la corrélation que l'on paraît avoir observée entre les crues du torrent et une légère augmentation des sources : cet accroissement serait en effet le résultat de la pression hydrostatique, devenue dans ces circonstances plus grande et sur les points d'origine et sur les points d'émergence.

Il en est ici de même que dans le puits artésien de Noyelles-sur-Mer, où l'on voit le mouvement de la marée avoir une influence très marquée sur le niveau ou l'abondance des eaux; et l'explication que M. Arago donne de ce phénomène est d'autant plus applicable aux sources de la Motte que le lit du torrent est sur plusieurs points parsemé de griffons, de naissants d'eau thermale, et que, lors des derniers travaux, il a suffi de diminuer, par l'enlèvement du gravier, la pression, pour voir bientôt le filet principal s'affaiblir, puis tarir, pour reparaître plus bas.

Ecoutons, du reste, M. Arago : « Si l'on pratique dans la paroi d'un vase de forme quelconque, rempli de liquide, une ouverture dont les dimensions, comparées à celles du vase, soient très petites, l'écoulement qui s'opérera par cette ouverture n'altérera pas sensiblement l'état initial des pressions. Deux, trois, dix ouvertures, pourvu qu'en somme elles satisfassent toujours à la condition d'être très petites, laisseront de même les pressions exercées en chaque point du vase un peu éloigné de ces ouvertures ce qu'elles étaient dans l'équilibre, ce qu'elles étaient quand le liquide n'avait aucun mouvement. Supposez maintenant l'ouverture ou les ouvertures un peu grandes, et tout sera changé, et les dimensions qu'on leur donnera règleront les pressions en chaque point; et si l'une des ouvertures diminue de grandeur, la vitesse d'écoulement augmentera aussitôt dans les autres. »

Ces principes parfaitement démontrés de l'hydrodynamique s'appliquent sans effort au phénomène qui nous occupe.

Admettons que la rivière souterraine, où va s'alimenter une fontaine artésienne, se décharge aussi partiellement dans la mer ou dans un fleuve sujet au flux et au reflux, et cela par une ouverture un peu grande comparée à ses propres dimensions.

D'après ce que nous venons de dire, si cette ouverture diminuait, la pression s'augmenterait aussitôt dans tous les points des canaux naturels ou artificiels que les eaux de la rivière remplissent; l'écoulement par le trou de sonde deviendra donc plus rapide, ou bien le niveau de l'eau s'élèverait dans les buses.

Or, tout le monde comprendra qu'amener la haute mer sur l'ouverture par laquelle une rivière souterraine se décharge, c'est diminuer, par une augmentation de la pression extérieure, la quantité d'eau de cette rivière qui pourra s'écouler en un temps donné. L'effet est précisément celui qu'une diminution d'ouverture eût produit : ainsi, la conséquence doit être la même. Le flux et le reflux de la mer détermineront donc un flux et un reflux correspondants dans la source artésienne. Tel est, en réalité, le phénomène observé à Noyelles (1).

Envisagées de cette manière, les eaux thermales doivent finir, en vertu du refroidissement progressif du globe terrestre, par voir leur température diminuer et s'anéantir ; mais le refroidissement est si lent, que la science manque de données pour en établir les lois. En un siècle de durée la température des caves de Paris n'a pas varié, et M. Arago a prouvé, avec sa lucidité ordinaire, que depuis deux mille ans la variation de la température générale de la masse de la terre n'a pas été d'un dixième de degré (2).

(1) Annuaire 1835, page 231.

(2) En 1785, M. Desfontaines découvrit, à quelque distance de Bone, en Afrique, une source thermale dont la température s'élevait à + 96° 3 centigr. La source était connue des anciens: des restes de bains ne permettent pas d'en douter.

Cette circonstance, combinée avec le nombre 96° 3, conduit, ce me semble, à la conséquence qu'en deux mille ans la température de la terre en Afrique n'a pas varié de 4° centigr. Admettons, en effet, quelques instants, qu'il se soit operé en deux mille ans une diminution de 4° : la couche terrestre d'où l'eau émane aujourd'hui aurait été, du temps des Romains et des Carthaginois, à la température de plus de 100° 3. Ainsi l'eau serait venue au jour à l'état de vapeur comme dans les Geysers d'Islande, et non pas seulement à l'état d'eau chaude. Or, qui pourrait croire à l'existence d'un phénomène aussi extrordinaire, lorsque Sénèque, Pline, Strabon, Pomponius Méla, etc., n'en font pas mention ? (Arago, Annuaire 1839.)

La source qu'ont recueillie les nouveaux travaux fut longtemps la consolation des malheureux du voisinage : chaque année ils s'y rendaient en grand nombre.

Une chronique attribuerait à cette source une origine toute miraculeuse. Un des nobles Dauphinois qui avaient suivi le dernier dauphin dans sa croisade, n'avait pas tardé à se voir atteint des premiers symptômes d'une horrible maladie : aussitôt il s'était enfui de la Palestine, et, sous le déguisement d'un pélerin, il était venu, dans les profondeurs ravinées par le Drac, chercher un abri contre l'injuste réprobation qui s'attachait alors à tous ses compagnons de souffrance. L'infortuné lépreux, errant comme une ombre plaintive à travers les rochers, venait d'adresser à la Vierge Marie une déchirante supplication, lorsque tout-à-coup ses genoux fléchissent... : il tombe dans un fossé creusé sous ses pas ; mais, ô bonheur ! soulagement inespéré ! il trouve de l'adoucissement à ses souffrances, ses membres s'assouplissent, ses plaies bientôt se cicatrisent.....

Le bruit du prodige se répandit au loin : une chapelle fut élevée sur les lieux mêmes à Notre-Dame de la Délivrance. Le temps n'a pas respecté les murs de ce sanctuaire ; mais le peuple, sans avoir le souvenir précis de la pieuse légende, donne encore à la source le nom de *Source de la Dame*.

A cent mètres environ au-dessous de la source de la Dame, on voit l'ouverture d'une galerie assez profonde, entreprise par l'administration de la commune de Monteynard, jalouse de réunir les diverses sources thermales qu'on lui avait dit se trouver dans cette direction. Après d'assez fortes dépenses, ces coûteux et inutiles travaux ont dû être abandonnés.

Tout en parcourant les bords du Drac, on aura pu ramasser comme souvenir quelques amygdalites (pierres noires tachetées de blanc); puis, si l'on ne craint pas les chemins difficiles, on pourra, au lieu de revenir par la même route, suivre le sentier qui conduit à Monteynard et regagner l'établissement, soit par les plateaux, soit par la corniche où coule l'eau thermale: dans les deux hypothèses, il sera bon de jeter en passant un coup d'œil sur l'excavation pratiquée à trois cents mètres au-dessus du torrent, ne fût-ce que pour noter ce nouvel exemple de l'étrange aveuglement des *tourneurs de baguette.*

Marcieu.

Les deux chemins que l'on aperçoit en quelque sorte superposés sur le flanc du Sénèpe conduisent l'un et l'autre à Marcieu; comme ils se réunissent au versant occidental de la montagne, il convient, pour varier la promenade, de prendre au départ le plus élevé, et de revenir par celui qui est placé au-dessous.

Pour gagner l'une ou l'autre de ces deux voies, on peut passer par le hameau du Péraillér, ou traverser le ruisseau à la tête de la prairie.

Après avoir laissé le premier sentier à droite, on continue l'ascension jusqu'à un groupe de maisons: c'est le village des Côtes, qui se cache dans le feuillage comme un nid d'oiseau, et dont l'existence ne nous est révélée de loin que par le scintillement à travers les arbres des lampes de la veillée. Après avoir marché pendant une heure, à partir du point où la route, se dégageant du bois, change de direction et se trouve comme suspendue sur un abîme dont les yeux ne peuvent sans effroi considérer la profondeur, on rencontre l'église de Marcieu : ce monument ne présente rien de remarquable; mais il n'en est pas de même du presbytère. Quel presbytère! et quelle leçon dans cette modestie et cette simplicité qui dépassent de beaucoup les bornes du croyable !

Le sentier, à partir de l'église, cesse d'être tracé en corniche; et si l'on a le courage de le poursuivre jusqu'au château, situé à trente minutes de distance, on sera bien dédommagé par la vue des montagnes qui bordent l'horizon du côté du sud : il est rare qu'à l'aspect de leur élégante découpure le touriste n'ouvre son album. Puis, si la promenade a réveillé certaines exigences, on trouve amplement à les satisfaire : impossible de rencontrer des ruines confiées à une famille de concierge plus accueillante; une grâce parfaite a bientôt mis à votre disposition toutes les ressources du vieux manoir, et, pendant le temps employé à prendre quelques dessins ou à chercher quelques beaux échantillons à l'éclat brillantin de chaux sulfatée, la ménagère a bientôt préparé un repas qui, pour devoir son principal assaisonnement à l'air vif de la montagne, n'en est pas moins digne de faire une heureuse et salutaire diversion à la monotonie d'un trop grand confortable.

A un quart de kilomètre du château, dans la direction du midi et en suivant les pentes qui s'inclinent vers le Drac, se rencontre, sous une apparence de coulée, une terre argileuse des plus compactes. C'est dans le sein de cette argile que se forment lentement les cristaux de sulfate de chaux dont nous avons parlé.

L'argile recouvre et contient des pyrites; sous l'influence de l'humidité, une réaction s'établit. Le soufre de ces minéraux se convertit en acide sulfurique: en cet état il abandonne les parties ferrugineuses pour se porter sur l'oxide de calcium, et peu à peu les particules salines s'agglomèrent et se cristallisent; puis, lorsque de grandes pluies ont sillonné, dissous et fortement battu la nappe plastique, les jolies cristallisations dénudées, simulant en quelque sorte une espèce de végétation, apparaissent à la surface et lui donnent, au soleil, l'aspect d'un tapis diamanté.

La terre de Marcieu, connue alors sous le nom de paroisse de Rohac, appartenait déjà depuis longtemps à la famille Ainard, d'ou sont sortis les Monteynard, lorsqu'elle devint, en 1285, par voie d'échange, la propriété du dauphin Humbert Ier.

Près de cinquante ans plus tard cette terre fut rétrocédée à un membre de la même famille par le dauphin Guignes, et elle demeura dans la branche aînée jusqu'en 1501, époque à laquelle, Hector Ainard ayant été assassiné à Milan par le marquis de Cèves, elle échut à son second fils, Laurent Ainard.

Ce dernier prit alors le titre de seigneur de Marcieu, et servit avec distinction en qualité de lieutenant de la compagnie de cent hommes d'armes du connétable de Montmorency. Son petit-fils, Guy-

Balthasard, eut le bonheur de rendre à la province l'immense service de prévenir la guerre civile à laquelle les prétentions de Lesdiguières étaient sur le point de donner naissance. Bien vu à la cour du roi de France, il fut chargé par les ministres de négocier avec le connétable, qui l'aimait beaucoup, et, grâces à son habile médiation, la paix ne fut pas troublée.

Aujourd'hui le château de Marcieu n'existe plus que de nom : des salles du rez-de-chaussée, les unes sont consacrées à l'école du village, les autres aux cuisines et aux dépendances d'une exploitation rurale de médiocre importance. Le premier étage renferme une seule pièce habitable, à boiserie blanche de sapin. Les lits y sont encadrés à la manière des cellules de la Grande-Chartreuse, ce qui, pour le dire en passant, est bien la combinaison la plus heureuse qu'on ait pu imaginer dans l'intérêt de ces immondes parasites qu'il est si fâcheux de rencontrer.

En l'absence de M. le comte de Marcieu, il est probable que vous serez reçu dans cette chambre d'honneur; autrement il faudra vous résigner à vous installer dans une salle basse voisine de la cuisine, et dans laquelle nous avons vu un jour des gendarmes garder, le sabre au poing, un prisonnier qu'ils étaient venus dépister dans les solitudes des environs, asile moins impénétrable de nos jours que du temps du *Vieux des Cols noirs.*

Cet épisode nous rappelait tout naturellement que la même salle avait dû, à une époque reculée, servir aussi au même usage; car ces contrées, autant et plus que bien d'autres, se sont vues déchirées par les cruelles péripéties des guerres civiles.

Alors les gorges boisées et impraticables de Mens et de Marcieu servirent longtemps de retraite à un être singulier, auquel la crédulité du peuple attribuait une puissance surnaturelle... Depuis la mort du roi Henri, on avait pu remarquer que l'apparition de cet homme, quel qu'il fût, devançait toujours de peu de temps les soulèvements populaires dont le pays allait être le théâtre.

Le *Vieux des Cols noirs* (1), comme on le désignait dans les veillées des chaumières, était accusé de faire un mauvais parti à ceux qui avaient la hardiesse d'aller couper des fagots dans les hauteurs de la montagne; mais, en revanche, on convenait généralement que son influence était toute bienfaisante dans les vallées. Plus d'une pièce de terre avait été labourée comme par enchantement, des bestiaux égarés avaient été retrouvés dans l'étable, et du blé avait été battu dans les granges, sans qu'on pût attribuer ce prodige à une autre puissance que celle du *Vieux des Cols noirs*. On se souvenait enfin que ce personnage singulier avait sauvé la vie au jeune baron de Ponsonnas, qui, en prenant le plaisir dangereux de la chasse aux chamois, serait tombé dans un affreux précipice sans l'assistance imprévue de ce génie des montagnes.

(1) On appelle *cols* dans les Alpes des passages souvent dangereux, qui établissent des communications entre les vallées.

De cette réunion de faits, dont la plupart, surtout les moins vraisemblables, étaient attestés par une foule de témoignages irrécusables, on concluait, suivant l'usage, mais à voix basse, que le *Vieux des Cols noirs* n'était rien moins que le diable en personne, ou bien certainement un de ces anges déchus qui se plaisent à faire peur sur la terre aux enfants et aux vieilles femmes.

Mais quelle était cette jeune fille d'une merveilleuse beauté, qui marchait presque constamment aux côtés du *Vieux des Cols noirs?* On ne le sut jamais. Désignée par l'une des parties de son bizarre vêtement (1), on la tenait pour prophétesse. A sa démarche majestueuse, à son air imposant et solennel, on l'eût prise pour une prêtresse des Gaules; aussi, comme la poétique Velléda, a-t-elle inspiré d'éloquentes pages à un élégant auteur de nos jours.

Le chemin de Marcieu s'élève par une pente fort douce; mais, bien qu'il serve au passage des chars employés à l'exploitation de la forêt ou de quelques rares champs de blé, son *étroitesse*, et surtout le véritable escarpement qu'il présente à sa naissance au bas du côteau, ne permettent pas de faire cette excursion autrement qu'à pied ou à cheval.

Cette voie ne peut tarder cependant d'être rendue un peu plus carrossable, et alors elle offrira aux promeneurs en voiture un parcours aussi agréable que pittoresque.

(1) La cotte rouge.

Mont Sénèpe. Il faut une certaine habitude des pays montagneux pour juger des distances, et les promeneurs doivent se tenir pour avertis qu'à cet égard le Sénèpe est un véritable *trompe-l'œil.* Trois heures au moins sont nécessaires pour gagner, au pas de la promenade, le point le plus élevé de la montagne.

Deux routes y conduisent : l'une se dirige du côté de St-Martin ; l'autre, plus directe, moins longue, mais plus escarpée, traverse le hameau des Côtes, situé à mi-coteau, en face de l'établissement. Ces deux routes aboutissent à un même chemin d'exploitation qui, à deux heures de distance, dans la direction de l'est, se termine au bas d'une prairie excessivement inclinée et d'une ascension presque impossible, n'était la ressource des diagonales. Au sommet de ce gras pâturage, où l'on rencontre ordinairement de fort beaux troupeaux, se trouve à gauche un sentier qui conduit à la Mure : vous diriez cette petite ville à vos pieds; mais une heure et demie de marche au moins vous en sépare; à droite, un sentier profondément raviné vous indique la direction à suivre pour gagner le plateau du Sénèpe; et, après avoir gravi encore pendant une heure, on arrive enfin au milieu de magnifiques prairies. On a laissé bien loin derrière soi et à l'ouest l'établissement; et, si l'on revient dans cette direction, on ne tarde pas à voir la montagne offrir, dans l'espace de plus de deux cents mètres, la singulière configuration d'une carène de navire : la ligne de partage est si étroite, si parfaitement arrondie et gazonnée, qu'il est facile de s'y placer en position telle, que chacune des jambes repose sur l'un des versants.

Le point le plus élevé est à 1,138 mètres au-dessus de l'établissement.

Pour faire cette excursion, dont la durée totale, en revenant par la commune de Marcieu, n'exige guère moins de huit heures, on aura dû avoir soin de se munir de provisions; car la soif surtout se fait quelquefois assez vivement sentir, et ici point de chalets, point de sources, point de neige, pour se désaltérer. Mais quelle vue! et qu'il est triste d'être rappelé à de vulgaires sensations en présence de l'immensité de cet océan de montagnes que le regard domine! Au loin, Grenoble, sa bastille, ses déserts où prient et méditent les disciples de saint Bruno et les religieux qui, dociles à la voix de l'une des gloires actuelles de notre chaire évangélique, sont venus sous la règle de saint Dominique, ranimer les solitudes de la chartreuse de Chalais!

La descente du Sénèpe pourrait, comme celle de la montagne de Brame-Farine à Allevard, se faire avec des traîneaux en ramée; cependant, les habitants du pays n'étant pas encore familiarisés avec les manœuvres requises par ce moyen de transport, les promeneurs devront dans le retour apporter la plus grande prudence, surtout s'ils suivent les pentes où nul chemin n'est tracé. Plus d'un baigneur a dû s'estimer fort heureux d'en être quitte pour la perte de la pièce indispensable de son vêtement; car nous avons vu un Anglais payer de sa vie le pari qu'il avait fait de descendre en courant les pentes de gazon, pourtant bien moins longues, qui recouvrent en Belgique un monument de désastreuse mémoire.

Faire le contour du Sénèpe à sa base, forme une promenade qui n'est pas moins intéressante : après avoir quitté Marcieu, on traverse successivement les hameaux ou communes de Mayres, St-Arey, la Beaume, Cognet, Ponsonnas, la Mure, la Festinière, la Motte d'Aveillans. A partir de Marcieu jusqu'au pont de Cognet, qui sert de passage à la route départementale de Grenoble à Mens, on se retrouve dans la région de la vigne et du mûrier. Du vin de qualité passable, des fruits savoureux, de vastes terres fromentières répandent sur toute cette ligne une véritable abondance; mais ce qui s'offre surtout de remarquable, c'est la belle source d'eau minérale qui se trouve sur les bords du Drac, à quelques mètres en aval du village de Mayres, au bas d'une immense et bizarre agglomération d'esquilles rocheuses.

[...]rce thermale [...]e Mayres.

Ces eaux étaient connues de temps immémorial: dans les affections gastriques surtout, les habitants y avaient recours à la dose de vingt à vingt-un verres par jour.

Avant l'année 1811, elles émergeaient de plusieurs points dans le gravier du Drac. A cette époque, un éboulement considérable des roches qui encaissent le torrent étant venu barrer son cours, son lit s'éleva considérablement et les roches disparurent.

Le lit ne pouvant plus baisser, à cause de l'énormité des blocs qui sont en aval, on n'espérait plus voir reparaître les sources par une issue naturelle.

En 1844, M. Bonniot, propriétaire du sol, se décida à faire quelques recherches sur les points indiqués comme étant ceux où l'eau jaillissait avant l'éboulement. Ces recherches étaient faites au niveau de l'étiage; mais, voyant qu'elles ne produisaient aucun résultat, M. Bonniot, après avoir examiné les roches de la rive opposée, dont les couches, concordantes avec celles du côté de Mayres, étaient parfaitement dessinées, se décida à fouiller au-dessus du niveau des plus hautes eaux, dans le voisinage d'une fissure très apparente de l'autre côté.

Après avoir creusé un puits de 6 mètres 50 cent. jusqu'au niveau du lit du torrent, dans une roche de calcaire noirâtre, M. Bonniot fit pratiquer un sondage d'une inclinaison de 5°; et, lorsque la sonde eut atteint la profondeur de 3 mètres 60, l'eau jaillit avec une telle force, que les sondeurs eurent à peine le temps de dégager leur instrument et de sortir du puits.

Un conduit en plomb fut ajusté plus tard à l'orifice du trou de sonde, et, bien que sa hauteur fût de 15 mètres 35, l'eau continua à jaillir avec beaucoup de violence.

Cette source coule aujourd'hui dans une citerne fermée à clef; elle jauge environ 500 hectolitres dans les vingt-quatre heures; sa température est de 32°. La couleur ocreuse que présentent les pierres qu'elle arrose, atteste la présence de quelques particules ferrugineuses.

Sa saveur peu salée rappelle celle des eaux de Vichy; cependant on n'y rencontre pas de bi-carbonate de soude, ainsi que le constate l'analyse suivante, due aux infatigables travaux de M. Gueymard :

Sur un litre :

	gram.	
Argile noirâtre.	0	480
Carbonate de chaux.	0	540
Sulfate de chaux hydraté	1	180
Sulfate de magnésie anhydre . .	0	460
Chlorure de magnésium	0	112
Chlorure de sodium.	1	228

Rocher inaccessible, ou Mont-Aiguille.

Plus d'une fois, sans doute, le géant de nos Alpes aura frappé les regards du promeneur : classée parmi les merveilles du Dauphiné, sous le nom de Mont-Aiguille, cette masse rocheuse, sans mériter cette ambitieuse épithète, est cependant digne de fixer l'attention. En passant par le Monestier et le village de St-Michel, quatre heures suffisent pour se rendre à un chalet où doivent être laissées les montures. Depuis la route de Grenoble à Marseille, qui traverse le Monestier, et qu'on a dû quitter au 38e kilomètre, on a marché pendant une heure et demie dans la vallée pittoresque au milieu de laquelle se trouve le village de St-Michel ; et, à partir du dernier chalet du vallon, il faut une heure et demie encore pour gravir jusqu'aux premiers gradins du rocher. Ce lieu est élevé de 1,177 mètres au-dessus de l'établissement ; en y ajoutant les 280 mètres d'élévation qui le séparent du sommet, on a, pour mesure de la hauteur du plateau, 1,457 mètres.

Le rocher est situé entre les communes de Chichilianne et de Trézanne-les-Portes ; vu du nord-ouest, il présente un profil trapézoïdal, de telle sorte qu'à une certaine distance il semblerait si facile d'en gagner le sommet en suivant l'un des côtés qui paraît s'incliner au couchant, que l'on est presque étonné qu'il ait si longtemps conservé sa dénomination d'*inaccessible*.

Mais, une fois arrivé à sa racine, toute illusion cesse, et l'on comprend qu'il faille plus que de la hardiesse pour s'aventurer à la périlleuse gymnastique qu'exige cette ascension.

La distance qui, du côté de l'ouest, sépare le rocher de la chaîne de montagnes dont il est comme détaché, ne dépasse pas 500 mètres : ce rocher est formé de couches calcaires presque horizontales; son plateau, recouvert d'une très belle prairie, offre la figure d'un parallélogramme; le grand côté, dirigé de l'est à l'ouest, a 900 mètres de longueur, et le petit 140.

Ce n'est, à ce qu'il paraît, que sous le règne de Charles VIII que le Mont-Aiguille a cessé d'être inaccessible. Le prince ayant témoigné le désir d'en faire faire l'ascension, Antoine Deville, capitaine de Montélimart, se chargea de cette curieuse exploration, et le 26 juin 1492, à l'aide d'échelles de cordes, il atteignit le sommet, conduisant avec lui une demi-douzaine d'intrépides compagnons.

Ces hardis voyageurs furent étonnés de trouver sur le plateau un troupeau de chamois; il est difficile, en effet, de s'expliquer la présence de ces animaux sur cette plate-forme isolée, sans admettre qu'il s'est opéré dans ces lieux un phénomène semblable à celui qui se passe sur une rivière qui dégèle : au moment de la débâcle qui a fait disparaître les terres argileuses qui le réunissaient à la chaîne voisine, le rocher a dû conserver tous les quadrupèdes, qui s'y sont trouvés surpris et emprisonnés comme sur un glaçon détaché de toutes parts (1).

Les voyageurs, après être restés six jours sur la montagne pour attendre les ordres du roi, y élevèrent trois croix, et ne purent regagner la base qu'à travers les plus grands périls.

Depuis cette époque, on ne s'occupait plus du rocher ni de la plus ou moins grande facilité de le gravir, lorsque le 16 juin 1834 M. l'abbé Thiollier, curé de Chichilianne, et M. de Rochas, membre du barreau de Gap, eurent la pensée de renouveler cette excursion ; deux habitants du village de Trézanne, Jean Liotard et Antoine son frère, les accompagnaient, ainsi que le sieur Coste, propriétaire à la Bastie. Parvenus à une trentaine de mètres d'élé-

(1) Suivant une fiction ingénieuse de M. Salvaing de Boissieu, ce mont n'est devenu inaccessible que parce que les dieux et les déesses s'y étaient un jour assemblés. Ibicus, qui chassait, y surprit les déesses toutes nues, ce qui les fit rougir. Jupiter en fureur changea Ibicus en bouquetin, et sépara cette montagne des autres auxquelles elle était jointe : c'est là que le chasseur Ibicus, changé en bouquetin, cherche toujours les rochers les plus hauts et les plus escarpés, à cause du froid qui y domine :

..... Juga devia semper
Incolit, Alpinis tantùm fera cognita saxis ;
Et tanquam rapido flagrans à flumine, durâ
Concretas glacie rupes et cana primis
Saxa petit : superest quoque nomen et Ibicus olim
Qui fuit, Alpinâ genti dicitur Ibex.

(*Almanach du Dauphiné*, 1788.)

vation, ils ne tardèrent pas à comprendre que leurs chaussures ferrées mettaient à leur entreprise un obstable invincible; tous rebroussèrent chemin, à l'exception de Jean Liotard, qui, doué d'une force et d'une hardiesse remarquables, se déchaussa et continua à grimper, s'aidant des fentes et des aspérités: un moment ses compagnons le perdirent de vue, et grande était leur anxiété, lorsqu'un chant de triomphe vint leur apprendre que le but était atteint. Liotard ne trouva ni croix ni chamois, mais seulement, du côté de l'est, quelques débris de construction ressemblant à ceux d'un mur en pierres sèches.

Un instant Liotard se crut à tout jamais séparé du monde; bien qu'il eût eu la précaution de marquer son passage avec des fragments de rocher superposés, il craignit de ne pouvoir le retrouver, et, brisé un moment par une frayeur inexprimable, il avoue qu'il allait se résigner à subir le supplice de la faim, lorsque, à la pensée de sa mère, il se jette à genoux, fait le signe de la croix et reprend sa route.

Parti à dix heures du matin de la base du rocher, Liotard n'était de retour qu'à sept heures du soir; mais il était aguerri, mais il avait étudié soigneusement les passages, mais une magnifique prairie offrait à sa convoitise une herbe belle autant qu'affranchie de tout fermage : aussi le voilà qui, quelques jours plus tard, sans mot dire, muni de quelques provisions et d'une faux en sautoir, regagne sa conquête; vite à l'œuvre! l'herbe est fauchée, réunie en faisceaux, lancée dans l'espace.... Hélas! les aspérités du rocher ne sont pas encore assez émoussées; vainement les tentatives se succèdent, les liens sont sans cesse brisés, l'herbe est dispersée, et Liotard a la douleur de voir les vents se faire un jouet de son humble Californie.

Liotard habite toujours le village de Trézanne; taillé en Hercule, vigoureux comme on l'est encore à trente-six ans, il n'est jamais plus heureux que lorsque les promeneurs vont lui parler de son voyage et le demander pour guide : c'est à lui que nous nous étions naturellement adressé, et il mettait tant d'entrain dans son récit, qu'en toute sécurité nous gravissions à sa suite; mais à peine, en nous aidant des mains presque autant que des pieds, nous étions-nous élevé d'une dizaine de mètres, que le guide que nous avions amené de la Motte, nous saisissant par la jambe, nous intima très irrévérencieusement l'ordre de ne pas aller plus loin, ajoutant que pour lui il allait redescendre, et qu'il s'occuperait à creuser notre fosse. Cette observation, pleine d'actualités, nous trouva sans réplique; et, lorsque l'animation du touriste fut un peu dissipée, nous comprîmes que l'affectueuse impertinence de notre guide nous mettait en demeure de doubler son salaire.

Aussi bien ne conseillerons-nous à personne de dépasser les premiers gradins; mais, en se plaçant à quelques centaines de mètres de distance au bas du rocher à l'ouest, on peut, pour quelques pièces de monnaie, se procurer le plaisir de voir Liotard et quelques jeunes bergers à sa suite grimper sur le mât de cocagne gigantesque.

En revenant au Monestier, on pourra visiter les sources d'eau gazeuse qui se trouvent dans une prairie située au bas d'un coteau que traverse la grande route de Grenoble à Marseille, par la Croix-Haute. Ces eaux se font jour sur plusieurs points; leur exploitation n'a pas encore lieu sur une grande échelle. La source qu'on observe au milieu du pré laisse dégager une quantité d'acide carbonique telle, qu'il n'est pas rare de trouver sur ses bords des oiseaux qui, en venant s'y désaltérer, ont péri d'asphyxie. Le Monestier.

Ces eaux sont employées avec un grand succès dans les affections chroniques de l'estomac; prises aux repas, mélangées avec le vin, elles ont pour le moins autant de propriétés et d'agrément que celles de Saint-Galmier, et, d'après M. le docteur Bally, président de l'Académie de Médecine, comme dissolvant des sables et des graviers des reins, elles n'auraient rien à envier aux sources de Vichy. Voici, du reste, l'analyse qu'en a faite M. le docteur Leroy, professeur distingué de la Faculté des Sciences de Grenoble :

Acide carbonique libre et demi-combiné.	982	
— tout-à-fait libre. . . .	492	
Azote.	24	
	Anhydre.	Cristallisé.
Bi-carbonate de chaux.	0,886	0,886
— de magnésie. . .	0,547	0,547
— de soude.	0,794	0,966
— de fer.	traces.	
Silicate d'alumine.	0,033	0,033

Silicate de chaux. . . . . . . — de soude.	0	
Chlorure de sodium.	0,050	0,050
Sulfate de soude.	0,333	0,750
— de chaux.	0,015	0,019
— de magnésie.	0,016	0,033

Le château du Monestier, qui maintenant ne présente rien de remarquable, était autrefois l'un des plus beaux de la contrée; mais un jour il advint qu'il barra le chemin de Lesdiguières, et le fougueux connétable (1) donna commission de l'en faire repentir à *une saucisse*, qui, dit l'historien, *l'enleva*

(1) Veut-on un exemple de la manière dont nos pères parlaient le langage de l'adulation? Cet homme qui avait semé tant de ruines, répandu tant de sang, mettant un terme à ses oscillations de Rome à Genève et de Genève à Rome, n'eut pas plus tôt adressé à la noblesse qui l'entourait ces mots : « Messieurs, « allons à la messe! » qu'on lui offrit une médaille d'or dont le corps était une étoile dans un nuage, une lune dans la nuit, et un soleil dans un beau jour; et, pour l'âme, ces paroles de l'Ecclésiastique : *Quasi stella matutina in medio nebulæ et quasi luna plena in diebus suis lucet; et jam, quasi sol refulgens, sic ille effulsit in templo Dei.*

« Lesquelles choses représentaient les trois états de sa vie: ayant été catholique jusqu'à vingt ans; depuis cet âge jusqu'à quatre-vingts, de la religion; et, à quatre-vingts ans, abjurant cette religion et étant honoré de la première charge de la couronne (1). »

Puis, deux ans plus tard, on gravait sur son tombeau ces vers :

Franciscus Bonnus jacet hic, quem magna fatentur
Facta fuisse Deum, fata fuisse virum.

(1) Denys Godefroy, 1688.

avec plus de débris que cent coups de canon n'eussent fait.

Du hameau du Collet, ainsi nommé de sa situation au col qui sert de passage du bassin du Drac à celui du torrent de la Gresse, on jouit d'un très beau point de vue. Le château de la Motte apparaît dans le lointain au milieu de la vallée, et, isolé comme il l'est des montagnes qui l'entourent, ou dirait un navire en panne. Les plaines qui s'étendent du Collet jusqu'aux rochers qui surplombent le Drac, sont d'une admirable fertilité; on y voit souvent trois paires de bœufs à la même charrue, et le vigoureux attelage dépose moins de la profondeur du labour que de la puissance des moyens dont peut disposer le colon.

Le retour au Drac, fait de nuit, produit une de ces impressions que le temps ne peut détruire : ces lignes étroites et tortueuses, qui, plaquées comme un léger relief contre le flanc abrupte de la montagne, vous servent de chemin, les rochers taillés à pics noirs et disloqués, le bruit du torrent, le fracas de la cascade, la profondeur, l'obscurité de l'abîme, vous imposent silence et vous forcent à rêver du Styx, de la Sibylle et d'Enée....

En face du Sénèpe et au nord, apparaît le Mont-Ainard (Monteynard) : déjà, en arrivant à l'établissement, le baigneur a passé au village qui porte ce nom; mais il est bon d'y retourner, et de consacrer quelques heures à parcourir ses bruyères. Monteynard.

En suivant les sentiers tracés entre les divers étages de la voie carrossable, une demi-heure suffit pour atteindre la route de Grenoble à la Mure : on visite la petite église dont le bénitier, formé d'une pierre *druidique*, se recommande à l'attention de l'archéologue.

Au lieu de traverser le hameau qu'on appelle un peu ambitieusement *la Ville*, il faut s'avancer dans un chemin qui conduit sur les hauteurs qui dominent le Drac : vu de cette élévation, le torrent ne présente plus que l'aspect d'un imperceptible ruisseau.

C'est sur ce plateau, entre l'effroyable précipice et la route actuelle, que s'élevait la demeure féodale des sires de Monteynard : tombée en ruines dès le commencement du siècle dernier, la charrue en a fait disparaître les moindres vestiges, et d'intelligentes fouilles pourraient seules en retrouver quelques traces.

La famille des sires de Monteynard était l'une des plus anciennes du royaume : le marquis de Monteynard, au moment de la Révolution, possédait encore une partie des terres que Rodolphe, le premier de ses pères qui vint s'établir en Dauphiné, avait reçues d'Isarn, évêque de Grenoble, en reconnaissance de ce qu'il l'avait aidé à chasser les Sarrasins.

Cette famille, dont les membres ont porté le nom d'Ainard jusqu'au quinzième siècle, époque à laquelle ils ont pris celui de Monteynard, s'est alliée avec les dauphins de la première race et avec les maisons les plus illustres de la province ; ses armes annonçaient, du reste, la noblesse et la haute antiquité de son origine (1). Fidèle à sa devise, elle eut beaucoup à souffrir des guerres de religion; Lesdiguières surtout la poursuivit à outrance et lui brûla un de ses châteaux, celui de la Pierre en Graisivaudan, dont on voit encore les ruines.

Il est fâcheux que les habitants de Monteynard ne soient pas et plus nombreux et plus riches, car le succès de la machine hydraulique de MM. P. Breton et Lhuillier les eût sans doute engagés à recourir à un moyen analogue pour qu'une partie du Drac, arrachée à son gouffre, vînt arroser leurs prairies et fertiliser leurs champs.

La position du village de Monteynard en fait un séjour qui, durant quelques semaines d'hiver, peut donner une idée assez exacte de la Sibérie; aussi l'on s'étonnerait que l'abnégation des choses de ce monde pût s'élever chez les desservants de cette paroisse jusqu'à leur interdire de porter un regard, non de convoitise, mais d'espérance, sur des lieux plus fortunés. Que si, pour le bonheur des habitants, le presbytère est encore occupé par l'excellent homme qui l'habite aujourd'hui (2), vous y trouverez dans toute sa pureté un modèle de cette hospitalité dau-

(1) Vairé au chef de gueules, chargé d'un lion issant d'or; support deux lions, cimier un bonnet vairé surmonté d'un lion d'or; cri de guerre : *Potiùs mori;* devise : *Pro Deo, fide et rege.*

(2) Ce passage était sous presse lorsque nous avons eu à la fois le plaisir et la douleur d'apprendre que notre honorable ami, l'abbé Marmonnier, venait de nous être enlevé pour une résidence à climat non plus salubre, mais moins âpre.

phinoise si justement vantée, et il vous sera difficile de vous retirer sans faire des vœux pour que la neige et les autans respectent pendant de longues années encore la frêle constitution du digne pasteur.

En suivant la route du côté de la Mure, on trouve à deux kilomètres de Monteynard une carrière de pierre calcaire à grains très fins, et dont la belle qualité est recherchée même pour d'assez lointaines constructions. Tout auprès se voit le Mollard, joli hameau dont les abords sont bien soignés : là réside une famille patriarcale, chez laquelle l'autorité municipale est d'autant plus appelée à se perpétuer que vainement l'on chercherait ailleurs plus de dévouement à la commune, et plus de bonté et de paternelle sollicitude pour les intérêts de chacun des habitants.

Au milieu du chemin qui, du Mollard, conduit au Vivier, on voit sourdre, sur la droite, une eau ferrugineuse. Cette eau, trop peu riche pour être employée comme médicament, l'est assez cependant pour être rejetée de la consommation usuelle. Les animaux divers paraissent en faire néanmoins un grand cas; chaque fois qu'ils circulent dans son voisinage, il est difficile de les détourner de s'y désaltérer.

Après avoir dépassé le Mollard, on gagne, par des pentes de plus en plus abruptes, le sommet de la montagne. Son élévation au-dessus de l'établissement est de 1,013 mètres; mais, bien que cette élévation soit de plus de 100 mètres inférieure à celle du Sénèpe, la vue dont on y jouit est peut-être plus belle et plus variée: cela tient à ce que rien ne fait obstacle à l'œil du côté de la Mateysine, et qu'il peut plonger plus facilement dans les anfractuosités où nous verrons plus tard le Vaulnaveys et la Valdens.

Deux lacs de médiocre étendue offrent sur la montagne une immense ressource aux nombreux et divers troupeaux qui sont au pâturage sous la garde d'une véritable peuplade de bergers, ce lieu étant l'aboutissant de trois ou quatre grandes et riches communes.

Si l'impatience d'atteindre le point culminant a conduit les promeneurs à se frayer une route à travers les bruyères, ils devront bien se garder, pour le retour, de suivre le même chemin; les pentes de gazon ont une trop grande. inclinaison pour que les montures puissent à la descente s'y maintenir, et plus d'une chute fâcheuse troublerait inévitablement le plaisir de la promenade. En s'avançant sur le plateau, dans la direction du nord, on ne tarde pas à trouver une voie presque carrossable qui, en traversant les jolis villages de Saint-Jean, de Notre-Dame-de-Vaux, du Majeuil et du Villard, vous ramène par une pente insensible à la route départementale. Un peu moins longue que la promenade du Sénèpe, celle de Monteynard demande près de sept heures.

Fontaine ardente.

Non loin de nos sources, sur la rive gauche du Drac, se trouve une autre merveille du Dauphiné: après avoir gravi les escarpements qui font face à notre cascade, on gagne le château d'Avignonet (1), où l'on prend la grande route pour la suivre dans la

(1) Les ruines qu'on a laissées à droite sur le bord du plateau sont celles d'un ancien manoir, rendez-vous de chasse des Dauphins.

direction de Grenoble jusqu'au vingt-cinquième kilomètre. Un estaminet, qui a pour enseigne *à la Fontaine-Ardante*, et qui est situé sur la commune de la Cluse, vous sert, au reste, de jalon. Là, on tourne à gauche, on traverse le torrent de la Gresse, on monte le coteau opposé dans la direction du sud, de manière à revenir en quelque sorte sur ses pas jusqu'à une grande ferme appelée Miribel; de ce point on se dirige, à travers champs, du côté du hameau de la Pierre, que l'on aperçoit à l'ouest au pied de la montagne. Bientôt on atteint le bord d'un ravin qui vous sépare du village, et c'est au fond de ce ravin creusé dans un terrain marneux, dans le lit même du ruisseau qui coule avec rapidité du nord au sud, que l'on voit s'élancer une magnifique gerbe de feu. A la vérité, très souvent il arrive qu'on est sur la merveille sans s'en douter; mais est-ce à dire que, pour être ainsi quelque peu capricieuse, notre brillante voisine mérite le superbe dédain dont vient de l'accabler une aimable touriste? « Aujourd'hui la prétendue merveille n'est, aux yeux de tous, qu'un réservoir formé par les eaux de pluie dans un terrain gras, souvent fangeux et au-dessus duquel viennent voltiger des furolles, vulgairement appelées feux follets, qu'exhale le sol marécageux qui l'entoure (1). » N'en déplaise à l'élé-

(1) Nous ne pouvons admettre que Mme Camille Lebrun nous ait honoré de sa visite. De retour dans son cabinet, l'auteur aura voulu, à tout hasard, remplir sur ses tablettes une fâcheuse lacune; mais nous avons trop d'amour-propre pour ne pas être persuadé que la vue de notre vallon eût inspiré à sa plume si facile et si féconde autre chose que les pages arides qu'elle lui consacre.

gante plume, nous espérons que la description que nous allons donner sera un peu plus exacte.

Les jets de feu de la Fontaine ardente, sans être le produit des furolles, ne dépassent guère, il est vrai, dans leur plus beau développement, la hauteur d'un mètre; ils règnent sur une surface carrée de même dimension: leur couleur est bleue en certains endroits, rouge dans d'autres, si vive surtout quand le temps est pluvieux et que la nuit est obscure, qu'elle éclaire les montagnes voisines; le plus souvent l'on dirait la flamme légère de l'esprit-de-vin.

L'odeur de cette flamme tient un peu du soufre, ou plutôt de l'huile de pétrole; elle approche de celle qu'on sent quelquefois dans les expériences électriques: aussi, comme à l'approche des orages la flamme redouble souvent de vivacité, on serait porté à croire qu'elle n'est pas sans liaison avec l'électricité.

Ces feux sont formés par la combustion du gaz hydrogène. Ce gaz, rendu ici spontanément inflammable par la présence de quelques atomes phosphorés que décèlerait sa faible odeur, a par conséquent une extrême affinité pour l'oxigène atmosphérique: aussi n'est-ce qu'avec lenteur que prennent feu les corps les plus combustibles que l'on présente à sa flamme; la poudre elle-même semble hésiter à faire explosion; l'hydrogène, dans cette circonstance, paraît agir comme le soufre lorsqu'on l'emploie avec tant de succès pour désoxigéner l'air qui, dans les feux de cheminée, se trouve en contact avec un naissant incendie.

On connaît en Chine un grand nombre de ces puits de feu; ils se trouvent toujours dans le voisinage des salines: aussi le phénomène qui nous occupe, rapproché des eaux chlorurées de la Motte, rend-il plus que probable la présence de semblables richesses dans cette partie du Dauphiné.

Dans plusieurs endroits on a su utiliser ces dégagements de gaz combustibles, non-seulement pour l'éclairage, mais encore pour l'usage de la cuisine. Il serait difficile au village de la Pierre d'en faire autant; car, outre que, par un changement intime dans sa nature, le gaz cesse souvent de s'enflammer spontanément, son dégagement est loin d'être constant. Nous l'avons déjà dit, il arrive parfois que rien ne décèle l'abord de la fontaine; mais, si l'on remue légèrement la terre, la flamme ne tarde pas à paraître, ou bien l'on en détermine la production par l'approche d'un corps en ignition (1).

Cependant, il faut bien en convenir, trop souvent cette double interrogation reste sans réponse, et l'on pourrait avoir à se repentir si l'on avait trop compté sur l'omelette historique qu'il est de tradition de confier à la flamme merveilleuse.

(1) La production de ce gaz est très probablement due à la réaction des pyrites sur les calcaires bitumineux que ce terrain renferme à une profondeur plus ou moins considérable : d'où absence de son apparition, lorsqu'après de longues sécheresses la terre ne contient plus l'humidité nécessaire à la réaction indiquée.

Au reste, les bouderies de notre fontaine ne sont pas de récente origine; car une vieille légende, dont nous sommes loin de garantir l'orthodoxie géologique, prétend qu'elle éteignait résolument ses feux chaque fois que, parmi ses visiteurs, se trouvait « gente damoiselle moult estrangère à la devise du chevalier sans peur. »

La visite à la Fontaine ardente exige toute une journée: en effet, il ne faut pas moins de cinq heures et demie pour s'y rendre; comme on ne se trouve alors éloigné de Vif que de six à sept kilomètres, il convient de renoncer à revenir par le même chemin, et de se rendre dans le joli bourg pour y prendre le repos qui doit partager la course.

On passe successivement aux hameaux de Saint-Barthélemi, du Rocher, de Saillant: là, on trouve un pont convenable pour traverser le torrent de la Gresse ; puis, en sortant de Vif, on se dirige vers le beau village de la Rivoire. La situation enserrée de cette localité semble ne devoir jamais y permettre qu'un demi-jour, et pourrait faire regarder son nom comme une dérivation de *Rive noire*. Vingt minutes plus loin, on passe un beau pont suspendu jeté sur le Drac, et l'on regagne l'établissement en traversant les villages deSaint-Georges et de Monteynard. De ce côté le trajet est un peu moins long, et il a de plus l'agrément de se faire presque constamment sur de belles routes, de telle sorte que les personnes qui craindraient de monter à cheval peuvent être aisément conduites en voiture, même jusqu'au village de la Pierre.

Mines d'anthracite.

Les bases des montagnes du bassin de la Motte appartiennent au grès à anthracite; suivant quelques géologues, ces grès seraient contemporains du grès houiller. M. Elie de Beaumont place les grès à anthracite des Alpes sur le même horizon que le second étage du lias. Ceux de la Motte sont recouverts en couches concordantes par des calcaires noirs renfermant des bélemnites ; ces calcaires sont jurassiques, et forment le second étage du calcaire à griffées arquées (1).

Ces terrains diffèrent donc de ceux appelés primitifs, non stratifiés ou plutoniens, qui sont, comme on le sait, entièrement composés de roches cristallines et qui, après avoir été primitivement en fusion, ont été soumises à un refroidissement lent.

Indépendamment, d'ailleurs, des nombreux débris organiques et de la disposition couches par couches qui attestent l'origine neptunienne de la formation de la Motte, les énormes galets dont on voit çà et là les points élevés de quelques berges incrustés, ne suffiraient-ils pas pour déposer de la primitive submersion de tout le pays?

Ajoutons que, par la configuration de notre bassin, la nature semble avoir voulu nous offrir une image fidèle de la marche qu'elle a suivie pour le creusement et surtout pour la fécondation des vallées.

Il est infiniment probable que, lors du soulèvement

(1) Note de M. l'ingénieur GUEYMARD, citée dans une des publications de M. le Dr BUISSARD.

des montagnes qui l'entourent, le vallon de la Motte a subi un affaissement relatif, et qu'il s'est vu bientôt fortement raviné par d'énormes cours d'eau.

L'étroit mamelon sur lequel est assis le château n'a dû évidemment de n'être pas balayé, lui aussi, à travers le ravin qui conduit au Drac, qu'à l'extrême consistance du poudingue dont il est formé : semblable à la pile d'un pont, il a opposé aux flots une résistance insurmontable et les a forcés de se diviser.

Plus tard, après l'écoulement des grandes nappes d'eau, la terre végétale s'est peu à peu accumulée dans les parties les plus déclives; mais comme cette terre végétale n'a pu venir, contrairement aux lois de la pesanteur, étaler sur le sommet du mamelon ses tapis de verdure, ce dernier a dû rester presque complètement nu.

Au demeurant, les entrailles de notre contrée renferment bien des richesses : sans parler des divers gisements métalliques dont on y a signalé la présence, l'anthracite que le pays fournit à la consommation domestique et à l'industrie est d'une qualité qui lui permet, sous plus d'un rapport, de le disputer à la houille. Aussi, que des communications plus faciles, que des voies ferrées surtout viennent en aide à nos montagnes, et bientôt on les verra lutter, sans trop de défaveur, avec les bassins houillers les plus renommés.

Dans ce moment, plusieurs exploitations de ce précieux combustible sont en pleine activité : celle dite *de la Montagne* n'est pas, à beaucoup près, la plus importante; mais comme elle peut être le but d'une promenade de cinq heures, c'est vers ses galeries que nous allons d'abord nous diriger.

A deux cents mètres en avant de l'établissement, sur la route du Vivier, se trouvent deux chemins : le premier, à droite, se dirige du côté du ruisseau de Trèsfort; l'autre, d'un tracé plus direct, conduit au village de Saint-Martin.

Après vingt minutes de marche, on laisse à gauche un petit sentier : c'est la voie la plus courte pour se rendre au hameau de Bayardière et à l'église paroissiale.

Plus loin, on aperçoit sur la droite des ruines dont l'histoire nous prouve que, si nul n'est censé ignorer la loi, cette ignorance n'est parfois que trop réelle aussi bien que féconde en tristes résultats. Le propriétaire de cette masure avait conçu la pensée de profiter de l'anthracite que recouvrait sa verchère, et le voilà bientôt à l'œuvre....; mais aussi peu expert dans la science de l'ingénieur des mines que dans celle du légiste, il ne tarda pas, sur la demande des concessionnaires, à s'entendre condamner, en même temps que, par suite de fouilles mal dirigées, il vit sa maison s'écrouler.

A quelques mètres plus haut, on dépasse le chemin qui conduit sur la gauche au village même de Saint-Martin; puis, avant d'arriver au ravin, on aperçoit à droite une chaumière décorée d'une enseigne qui rappelle aux fumeurs de quelle sollicitude l'administration les entoure; mais pour le touriste qui, à la solitude de ces lieux, peut se croire au bout du monde, quel désappointement que cette pancarte officielle d'un bureau de tabac!

Bientôt on voit une source considérable : c'est de ce point que partait anciennement l'eau excellente qui alimentait les vastes bassins du château; plusieurs vieillards se souviennent encore d'en avoir vu les jets s'élancer à une grande hauteur. A cette époque, la source émergeait à quelques mètres plus haut contre le flanc de la montagne, au-dessus du chemin actuel; un affaissement de terrain ayant abaissé son niveau, on a négligé les réparations qui eussent pu remédier à cet accident, et les eaux ont cessé de couler. On trouve encore, en suivant la prairie, les traces des anciens conduits, et il serait à souhaiter que l'on pût replacer les choses sur l'ancien pied.

Après avoir traversé le ruisseau, on gravit l'extrémité orientale du Sénèpe jusqu'au second chemin à gauche qui, après un parcours horizontal de deux kilomètres, vous ramène par une pente extrêmement forte dans le ravin, que l'on franchit de nouveau tout-à-fait à son origine et à la naissance de son ruisseau. Alors, on se trouve au pied du *Sagnereau.* Une ascension d'une heure à travers des rochers qu'animent, à défaut de chamois, des centaines de chèvres aux pieds légers, vous conduit à une ferme où vous attendent bon accueil et bon lait; puis l'on s'engage dans une forêt dont l'élévation et la verdure donnent à la voûte céleste cette teinte si foncée du beau bleu de l'Italie, et bientôt l'on parvient aux galeries de la *carrière de la Montagne.*

Avec un peu de patience on pourra se procurer, aux environs des chantiers, quelques empreintes de fougères, quelques ammonites, ou, ce qui est plus rare, quelques rognons de fer carbonaté; puis l'on continue sa route en gagnant le col situé du côté du nord.

Depuis le bureau de tabac jusqu'à la ferme de la Montagne, l'aridité des terrains que l'on a parcourus est bien faite pour attrister : les rares graminées que l'on aperçoit çà et là dans quelques maigres sillons tracés on ne sait comment, doivent peu encourager à braver les difficultés d'une semblable culture; aussi ces lieux sont-ils dépeuplés, et leur aspect est presque celui du désert. Mais une fois parvenu sur le versant qui fait face à Monteynard, quel changement dans le tableau! c'est de ce point qu'il faut embrasser le bassin de la Motte pour se faire une idée de sa population : de gauche à droite vous pouvez découvrir successivement Monteynard, le Mollard, le Majeuil, le Villard, la Mayrie, Aveillans; puis, en revenant, le Butarias, le Bétou, la Forie, etc.... Il est peu de contrées où les hameaux soient et si multipliés et si rapprochés.

Le peu d'étendue des belles forêts ou des terres à blé qui séparent ces groupes de maisons, n'est pas de nature à expliquer une semblable agglomération; mais l'on se rassure en songeant que les forges que l'on voit de toutes parts, les galeries que l'on vient de visiter et celles bien plus animées qui bordent l'horizon, suppléent à l'insuffisance des cultures pour faire face aux besoins de ces nombreux habitants.

Ici, du moins, quelque rigoureux que soient les hivers, l'abondance de l'anthracite permet de les supporter sans souffrance : et cet avantage doit être d'autant plus apprécié, qu'il suffit de s'avancer de quelques pas pour voir l'habitant des Hautes-Alpes réduit à n'avoir pour l'entretien de son foyer qu'un maigre fourrage soumis, au préalable, à l'action digestive de ses ruminants....

On continue à descendre pendant une heure jusqu'au joli village de la Motte d'Aveillans, d'où l'on revient à l'établissement en passant sur le pont si pittoresque du Bétou, petit hameau qu'on traverse en se rapprochant de l'extrémité du vallon.

C'est à cette extrémité, au bas du coteau, que l'on retrouve la route quasi-royale en tête du beau pont dont on dirait la garde confiée au gracieux village du Vivier. Le Vivier! mais c'est la perle de nos montagnes; il n'est pas un de nos baigneurs qui n'y puisse compter autant d'amis que d'habitants : porteurs, doucheurs et doucheuses, garçons et filles de service, résident pour la plupart dans ces jolies chaumières; aussi, quel air de propreté et quel accueil plein de politesse! Entrez dans l'une de ces forges, et, si vous ne connaissez pas l'instrument désigné sous le nom de *trompe des montagnes*, vous ne verrez pas sans surprise quelle précieuse ressource ces rustiques *trompilles* offrent à l'incroyable activité de nos cyclopes!

Derrière le village du Vivier, on voit une belle carrière de tufs calcaires que le géologue trouvera quelque intérêt à visiter.

Tout près de cette carrière, surgit l'abondante source d'eau froide qui porte son bienfaisant tribut aux besoins divers de l'établissement.

En suivant la rive droite du ruisseau qui descend à l'est de Monteynard, on trouve à 500 mètres du pont du Vivier une source d'eau ferrugineuse. Cette source, au fond de ce vallon ombragé et solitaire, ne sera longtemps qu'un but d'agréable promenade; car les travaux nécessaires pour en recueillir convenablement les filets épars ne se verraient pas suffisamment compensés par une exploitation trop restreinte.

Pierre-Percée. Bien plus que celles que nous avons déjà vues, les carrières d'anthracite situées sur la commune d'Aveillans se recommandent à l'attention : on s'y rend en traversant les villages du Vivier et du Butarias; là de nombreux wagons, des chemins de fer, mille engins divers, tout annonce une exploitation conduite sur une grande échelle : aussi les maisons d'alentour respirent un air d'aisance qui flatte l'œil et dont l'une d'elles semble vouloir se parer jusqu'à l'exagération, en s'élevant à la hauteur tout exceptionnelle de cinq étages.

La montagne où sont les carrières sert de piédestal à la Pierre-Percée, qu'on aperçoit de la terrasse de l'établissement.

Cette pierre, formée d'un calcaire assez compacte, tombe cependant par fragments, et il est probable que dans quelques années, quelques siècles peut-être, l'arcade aura cédé à l'action du temps.

Dirigée de l'est à l'ouest, cette arcade présente une configuration assez bizarre : vue de loin, on dirait un dragon mordant sa queue. L'ouverture a cinq mètres cinquante centimètres d'évasement; dans son point central, l'élévation de la voûte est de trois mètres. L'un des piliers, celui du côté de l'ouest, a une circonférence de vingt-six mètres trente centimètres; il s'élève en s'arrondissant pour former l'arcade d'un seul bloc, et s'amincit peu à peu jusqu'à sa jonction avec le pilier de l'orient : là il ne présente plus que trois mètres de circonférence, et repose par simple juxta-position sur une espèce de fût d'un diamètre plus considérable, de telle sorte que, considérée dans ses détails, la Pierre-Percée est réellement formée de deux pièces.

Pour se rendre sur ce point, il faut, après avoir dépassé le hameau du Butarias, suivre la route de la Mure jusqu'à l'auberge de la Roche, et tourner à gauche pour suivre le sentier jusqu'au sommet de la montagne, distant de l'établissement de deux heures et demie de marche.

Si l'on est désireux d'inspecter une exploitation à ciel ouvert, il ne faudra pas revenir par le même chemin, mais se diriger du côté du nord, en contournant et laissant à gauche la carrière principale. La longueur de ce nouveau trajet sera, du reste, plus que compensée par un ravissant point de vue : on peut, en effet, en suivant cette ligne, embrasser d'un seul coup d'œil toute l'intéressante vallée de la Mateysine que nous aurons à parcourir.

On sait de quelles épithètes plus ou moins discourtoises les habitants de nos anciennes provinces se sont complu réciproquement à se saluer : qui ne connaît les *L* accolées au nom de Bressan, les *F* à celui de Bugiste, etc.? C'est à une origine de cette nature que la tradition attribuerait l'étymologie du mot *Mateysine* :

Au mois de septembre 1219, les eaux d'un lac de l'Oysans, rompant leur digue, se précipitèrent sur Grenoble et produisirent une épouvantable inondation, dont les habitants conservent encore le souvenir, sous le nom de *grand Déluge*. Les désastres furent d'autant plus affreux que, cette catastrophe étant survenue à une heure avancée de la nuit, les victimes durent se compter par centaines.

Au milieu de tant de scènes de terreur, de confusion, de désordre et de ruine, la plupart des chartres sur lesquelles reposaient nombre de droits féodaux se trouvèrent anéanties. Les habitants de notre vallée, pressés de fournir d'autres titres, se renfermèrent invinciblement, comme on dit, dans des moyens dilatoires. Leur infatigable astuce fut comparée à celle de l'animal *enfariné*, d'où le nom que les parties adverses leur infligèrent, et que, avec une légère modification, leur pays a conservé.

Cette vallée est ouverte du nord au sud, dans l'espace de quelques kilomètres qui séparent le village de Laffraie de la petite ville de la Mure. De l'est à l'ouest, la plaine est fort resserrée entre deux montagnes recouvertes de belles forêts; trois lacs à l'eau limpide en occupent sur plusieurs points presque toute la largeur, et baignent littéralement la route tracée au pied de la colline occidentale; mais, à mesure que l'on se rapproche du sud, l'espace s'agrandit et les surfaces liquides disparaissent.

Les vents du nord, qui règnent avec tant de force

et de constance dans cet étroit vallon, donnent à son climat une âpreté qui semblait devoir le condamner à une éternelle et désolante stérilité; mais, par un de ces prodiges familiers à l'industrieuse persévérance qui caractérise le colon dauphinois, à partir de Pierre-Châtel, village situé au centre de la Mateysine, on ne rencontre plus jusqu'à la Mure que de belles et fertiles prairies, ou des terres arables dont les récoltes paraissent n'avoir rien à envier à celles de la plantureuse Normandie.

Un guide ne trouvait rien de mieux, pour peindre la richesse et l'abondance de cette vallée, que de nous dire que, dans bien des maisons, on livrait annuellement à la consommation plus de vingt-cinq chèvres..... Pour un habitué du café de Paris, cette expression n'aurait sans doute rien de bien concluant; mais pour qui connaît le *oaten-cake* de la malheureuse Irlande, ou le pain grossier des Hautes-Alpes, elle est presque le dernier mot du confortable.

Aussi, voyez combien dans cet étroit espace se pressent de gracieux villages: Pierre-Châtel à vos pieds, plus loin Petit-Champ, la Traverse, Saint-Honorat, Saint-Christophe, etc.

Fruitières ou Chalets de St-Christophe.

C'est sur les dépendances de cette dernière commune que se trouvent perdues, comme dans une oasis, cinq ou six fruitières qui, sous tous les rapports, ne le cèdent en rien aux plus pittoresques chalets de la Suisse.

Après avoir dépassé et laissé sur la gauche le gros bourg de Saint-Christophe, on entre à une heure d'élévation dans une magnifique forêt de sapins; en sortant de ces beaux ombrages, le chemin change tristement d'aspect : des rochers brisés, épars çà et là sur une terre aride et désolée, vous donnent l'image du désert; une croix qui, du sommet d'une pente des plus déclives, se dessine sur le ciel, semble cependant vous encourager à persévérer au moins jusqu'à son modeste piédestal; à peine y êtes-vous arrivé que vous apercevez avec surprise dans une prairie tout-à-fait à vos pieds, quoique profondement encaissé, les chalets, terme du voyage.

L'espace occupé par ces constructions, au nombre de cinq, n'a pas plus d'un hectare de superficie, entouré de tous côtés par les sommités élevées de la montagne. La température y est bien favorable à l'industrie qui s'y pratique : en effet, tandis que le thermomètre s'élevait sur les crêtes voisines à 23°, auprès des chalets il ne dépassait pas le 12ème.

Les fruitières appartiennent à divers propriétaires; chacune d'elles emploie le lait de quarante à cinquante vaches: ces dernières sont ordinairement affermées au fabricant de fromages, au prix de 30 à 40 cent. par jour.

Depuis le mois de mai jusqu'à la fin de septembre ces vaches ne quittent pas les immenses et beaux pâturages de la montagne; deux fois par jour, on les voit tout d'elles-mêmes converger de divers points sur le petit plateau où le poids de leurs mamelles doit être soulagé: difficilement trouverait-on en d'autres localités un lait plus aromatique et plus onctueux.

Chaque fruitière ne fabrique dans les vingt-quatre heures qu'un seul fromage du poids de vingt-cinq à trente kilogrammes, et une quantité proportionnelle du beurre le plus estimé. Deux mulets sont ordinairement attachés à son service, tandis qu'un nombre de porcs plus ou moins considérable trouve dans l'abondance des résidus une nourriture des plus convenables à leur engrais.

Il serait facile d'organiser dans cette paisible retraite un établissement de bains de petit-lait, et déjà, s'il faut en croire le fruitier que nous interrogions, plus d'un malade viendrait au mois de juillet partager sa solitude; mais, quels que soient les succès dont cet homme prétend être le témoin, nous ne conseillerions à personne d'essayer d'en augmenter la liste, aussi longtemps que ces laiteries continueront à n'avoir pour baignoires que leur *unique* chaudière à fromage.

Les magnifiques pâturages qui s'étendent sur les diverses ondulations de cette riche montagne appartiennent à la commune de Saint-Christophe. Le droit de pacage annuel ne dépasse pas 2 ou 3 francs pour chaque bête à cornes; et, comme le prix d'une vache laitière de premier choix n'est guère supérieur à quinze *pistoles*, on comprend qu'un capital ainsi employé se trouve placé à un taux que peu d'autres industries pourraient offrir.

A l'ouest des fruitières, et sur la gauche de l'espèce de vive arête qu'on a franchie pour y arriver, s'élève le pic le plus haut de la chaîne, le mont Serriou; jusqu'à son sommet, taillé en pain de sucre ou en cône, il est recouvert d'un gazon d'une admirable épaisseur. A partir des fruitières, il faut trois quarts d'heure pour le gravir. Son élévation est de 1,530 mètres;

c'est dire de quel majestueux et immense point de vue le promeneur y peut jouir.

Le retour au bourg de Saint-Christophe doit se faire en se dirigeant du sud-est au nord-ouest; la route alors n'est plus encaissée, et l'on aborde le village du côté opposé au point de départ; après avoir admiré dans toute leur beauté les magiques tableaux qu'offrent la Valdens, le Vaulnaveys, la Mateysine, le val du Drac, de la Romanche, du Graisivaudan.

Cette lointaine excursion demande, sans doute, l'assistance d'un bon cheval; mais comme, le temps des stations compris, elle n'est pas d'une durée de plus de huit heures, les baigneurs valides, ceux surtout qui ne connaissent pas la Suisse, doivent s'efforcer de ne pas quitter nos montagnes sans les avoir, à travers tant d'impressions diverses, fouillées jusqu'à ce curieux et dernier réduit.

Lorsqu'on se rend de la Motte à la Mure, on aperçoit sur la droite, à quelque distance du village d'Aveillans, le Peichagnard, hameau de la commune de Surville.

Il existe sur ce point une ancienne galerie de mine abandonnée. En 1841, seize hommes faillirent y périr asphyxiés: onze purent être rappelés à la vie; mais, chez les cinq autres, l'asphyxie fut malheureusement complète.

Moins familière que les bassins houillers avec des accidents de cette nature, la contrée a reçu de ce déplorable événement une impression dont les traces s'effaceront difficilement.

Plus haut, à travers des blocs de roches blanches

(*rocha blanc*) éparses dans les bosquets de bois taillis qui couronnent la montagne de Surville, on voit presque habituellement s'exhaler une fumée semblable à de légers nuages qui se dissipent presque aussitôt qu'ils sont formés. Interrogez votre guide sur la production de ces vapeurs, et vous ne tarderez pas à juger par la sombre teinte de ses récits quelle sainte horreur inspire *la galerie maudite.*

Le parcours de cette montagne est du reste loin de ne présenter aucun danger, et l'on aurait grand tort de s'y aventurer sans guide. La surface est, en effet, parsemée de fissures qui aboutissent à d'énormes et profondes excavations; et, comme de ces fissures s'exhalent d'abondantes vapeurs carboniques, la végétation puise dans ces principes un luxe de développement tel que ces espèces de soupiraux se trouvent complètement cachés par la verdure. Aussi, les promeneurs imprudents s'exposeraient-ils à subir, bien que sur un théâtre moins brillant, le même sort que Pline.

Si, pour visiter la Mure, on a fait choix du premier jour de la semaine, on trouve à la petite ville une animation toute fébrile : c'est que chaque lundi ramène de toutes parts, dans ses murs, vendeurs et acheteurs de grains ou de bestiaux; puis, ces mêmes jours le prétoire est ouvert, et l'on sait que les Dauphinois ne passent pas pour laisser croître l'herbe sur le chemin qui conduit au temple de Thémis. La Mure.

Il convient de se rendre sans débrider à un kilomètre plus loin, et de renvoyer l'inspection de la ville au retour de l'admirable point de vue qu'offre la route de Gap du côté de Ponteau.

Demandez à voir l'emplacement où s'élevait cette vieille tour de Ponsonnas appelée *Nid de rebelles* par cet homme au cœur d'airain, dont le passage dans nos montagnes s'est jalonné de trop de ruines (1). C'est derrière ces créneaux que s'organisa la fatale levée de boucliers dans laquelle les calvinistes vinrent en désespérés engager et perdre sous les remparts de Vizille leur dernier enjeu.

Nous avons parlé des murs de la capitale de la Mateysine; hélas! depuis longtemps il n'en reste vestiges. Dès les premiers jours de son apparition, la Réforme avait vu presque tous les habitants de cette province se ranger parmi ses partisans. Prise et reprise par les divers partis, la Mure fut démantelée, mais non sans avoir opposé aux assaillants, conduits par le farouche Lesdiguières, une résistance féconde en sublimes dévouements. Comme à Montélimart, on vit une femme rallier plusieurs fois les assiégés, les ramener au combat, et, malgré de nombreuses blessures et la perte d'un bras, rester sur la brèche jusqu'à son dernier soupir; et, comme à Montélimart aussi, le nom de l'héroïne est resté ignoré! Lorsque le pays voit ses enfants s'entre-déchirer, on dirait que le voile de deuil dont se couvre la patrie dérobe à la vue les noms de la plupart des héros qu'enfantent ces luttes impies!.... Oh! qu'il n'en est pas de même lorsque le fer se croise avec celui de l'étranger! de quelle auréole de gloire ne s'entoure pas le souvenir des Jeanne d'Arc, des Hachette, des Catherine Segurana, et celui plus récent d'une héroïne de

(1) Lesdiguières.

notre belle province auquel le patriotisme des dames dauphinoises n'eût pas dû faire attendre si longtemps la consécration du bronze (1)!

Les Mateysins, domptés par des phalanges trop nombreuses, durent s'avouer vaincus et subir des persécutions inouïes.

On comprend quelles haines profondes s'accumulèrent contre un vainqueur qui, sorti des rangs des réformés, semblait n'avoir embrassé le parti catholique que pour écraser ses anciens coreligionnaires de tout le poids de son odieuse cruauté.

La Mure brûlait de prendre sa revanche; aussi, le jour où le dernier comte de Ponsonnas, indigné de tant d'exactions, voulut secouer le joug du féroce oppresseur, la Mateysine entière répondit à son appel. De tous côtés l'on courut aux armes : pleins de confiance dans le succès, hommes, femmes, enfants, vieillards prirent en foule la route de Vizille, comme si, pour faire tomber ces formidables tours, il suffisait de bruyantes et tumultueuses acclamations! Mais l'homme contre lequel les bandes insurgées allaient se heurter, était, comme on l'a dit, de cette forte étoffe dans laquelle la nature taille également des héros et des bandits : instruit par ses nombreux

(1) Le duc Victor-Amédée s'avançait en vainqueur; les troupes royales pliaient de toutes parts; Catinat, mal secondé par des forces insuffisantes, fait un appel aux seigneurs du Dauphiné : Mademoiselle de la Charce monte à cheval, se met à la tête de tous les paysans qu'elle peut rallier, se porte avec eux dans tous les défilés, charge l'ennemi et le force à reculer.

Catinat déclara hautement que, dans cette périlleuse circonstance, le pays devait son salut à Mademoiselle de la Charce.

émissaires du mouvement qui se préparait, le connétable, à une prévention douce et facile, avait préféré une horrible répression (1); il s'était, dans le plus grand mystère, entouré de toutes les mesures propres à écraser l'insurrection. Le massacre de ces masses marchant sans ordre ni discipline fut affreux, et, malgré des prodiges de valeur, jamais déroute ne fut plus complète.

La Mure offre à ses visiteurs plusieurs auberges très bien tenues; la halle aux grains, assez belle d'ailleurs, demanderait que l'espace d'alentour fût un peu moins ménagé.

L'église, rendue depuis longtemps au culte catholique, présente une disposition toute de circonstance et qui dépose de la sollicitude des pasteurs envers leurs paroissiens : l'aquilon fait, nous l'avons déjà dit, sentir ici plus qu'ailleurs d'incisives raffales; et, comme on ne pouvait songer au luxe moderne de nos grandes villes, où, en dépit des murs de marbre et des hautes voûtes, de confortables calorifères entretiennent dans les basiliques une température de printemps, on a fait clore ce qu'on appelle *le porche*, de manière que cette espèce d'antichambre abrite bien plus sûrement l'intérieur de l'église que ne le

Louis XIV la combla d'honneurs, lui fit donner une pension, et, par une faveur insigne, il lui accorda le droit de déposer son blason et ses armes dans le trésor même de St-Denis.

(1) L'humanité est-elle donc destinée à demeurer fatalement enserrée dans le même cercle ? Quelle effroyable et douloureuse analogie avec le lugubre épisode dont le mois de mai 1816 a rougi l'histoire de Grenoble !...

feraient de lourdes portières, semblables à celles des temples de l'Italie.

L'escalier du clocher est assez difficile; mais, comme on peut le gravir sans danger, on fera bien de ne pas renoncer à jeter un coup d'œil sur le bel horizon que l'on embrasse du haut de la lanterne.

A l'entrée de la Mure, du côté de Grenoble, le cri des scies vous appelle à visiter un magnifique établissement de marbrerie; le directeur s'empressera de vous faire, avec une politesse parfaite, les honneurs de ses nombreux ateliers et de ses vastes magasins: là, le marbre reçoit toutes les formes, depuis le presse-papier le plus simple jusqu'à l'urne la plus délicate ou la cheminée la plus ouvragée; les brèches des couleurs les plus pures et les plus recherchées étalent à l'envi leur séduction. C'est de cette usine modèle que sont partis les beaux marbres noirs qui décorent le tombeau de Napoléon.

La Mure a vu dans ces derniers temps accroître singulièrement le nombre de ses visiteurs: un jour du mois de septembre dernier, plus de vingt mille voyageurs, il en est qui disent plus de quarante mille, l'ont traversée! Mais sous quelle bannière marchaient donc ces cohortes pressées? La Mure est la dernière étape de la route qui conduit à la Sallette, et il a suffi du témoignage de deux pâtres en bas âge pour ébranler des populations entières, les faire accourir de toutes parts, et les entasser jusqu'à étouffer sur les flancs désolés de cette aride montagne.

Qu'il nous soit permis de citer ici quelques lignes de l'illustre chantre des *Martyrs*:

« Il ne s'agit pas d'examiner rigoureusement ces

« croyances. Loin de rien ordonner à leur sujet, la « religion servait au contraire à en prévenir l'abus et « à en corriger l'excès. Il s'agit seulement de savoir « si leur but est moral, si elles tendent mieux que « les lois elles-mêmes à conduire la foule à la vertu; « et quel homme sensé peut en douter? Si le peuple « cesse de soumettre son esprit à la religion, il n'en « sera pas pour cela plus incrédule; il se fera des « opinions monstrueuses, et, en affectant de mépriser « la puissance divine, il ira interroger la bohé- « mienne, ou cherchera ses destinées dans les bi- « garrures d'une carte.

« Il faut du merveilleux, un avenir, des espérances « à l'homme, parce qu'il se sent fait pour l'immor- « talité. Les conjurations, la nécromancie, ne sont « chez le peuple que l'instinct de la religion et une « des preuves les plus frappantes de la nécessité d'un « culte. On est bien près de tout croire quand on ne « croit rien; on a des devins quand on n'a plus de « prophètes, des sortiléges quand on renonce aux « cérémonies religieuses, et l'on ouvre les antres des « sorciers quand on ferme les temples du Seigneur. »

Pour nous, ce qu'il y a d'affligeant dans l'énorme affluence qui se presse sur cette montagne, c'est qu'elle est l'expression de l'immense besoin de consolations qui tourmente l'humanité : les souffrances les plus cuisantes ne sont pas celles que recouvrent les haillons, et certes, parmi les pélerins de la Sallette, ils sont en bien petit nombre les hommes auxquels tout sourit.

Laffraie. Pour se rendre de la Motte aux lacs de Laffraie, on traverse une vallée ouverte de l'est à l'ouest, où trônent deux beaux villages : Notre-Dame et St-Jean-de-Vaux. Le premier forme la plus riche bourgade du canton; il est facile, du reste, d'en juger à ces maisons de belle construction qui recoivent de leurs toitures en tuiles une apparence toute bourgeoise. Les habitants de Notre-Dame trouvent dans l'exploitation des carrières d'anthracite qui leur appartiennent, et dans la culture de leur fertile vallon, une double source de prospérité.

Lorsque, par suite d'un déplorable entêtement et d'une persécution plus déplorable encore, les saintes filles de Port-Royal durent se disperser, l'une d'elles, de la famille des Ponsonnas, avait repris le chemin du manoir paternel ; ne trouvant plus que des ruines, elle s'était réfugiée dans le petit hameau de Notre-Dame. Là, ses vertus, sa bienfaisance, son admirable résignation, eurent bientôt gagné tous les cœurs ; ce que les dragonnades du baron des Adrets et du connétable n'avaient pu obtenir, ne fut pas refusé à la timide voix d'une modeste religieuse : toute la commune revint au catholiscisme. Mais le but fut d'autant plus aisément dépassé, que grossir les rangs des partisans des doctrines dites de Jansénius, c'était encore se donner un air d'opposition tout-à-fait en harmonie avec l'esprit frondeur de nos montagnards; et, chose étrange! le dépôt de ces doctrines se conserve encore intact dans cette curieuse enclave.

On connaît la sévérité de principes qui honore d'une manière si remarquable chaque sectateur de ces croyances, pris isolément; il serait intéressant de savoir jusqu'à quel point une petite république, animée du même esprit religieux, se distingue aussi par une probité et des mœurs irréprochables.

Pour l'excursion aux lacs, il est difficile de se passer de guide ; si la mère-sage vous offre de vous conduire, gardez-vous de rejeter ses services : pour peu que vous aimiez les chroniques, elle est femme à satisfaire largement votre goût. D'abord, en abordant la vallée de Vaux, elle vous montrera la pierre qui tourne; accueillez-vous le récit d'un sourire incrédule : « Monsieur, vous dira-t-elle, pas plus que vous je ne l'ai vue, mais *ma Grand* m'a dit que cette pierre s'était tournée de son temps ; et comme, avant de revenir au village, j'ai lu que dans une petite ville de la Sicile, appelée, s'il m'en souvient bien, Stefano, les pierres qui surmontaient un obélisque avaient tourné sur elles-mêmes dans un tremblement de terre, et s'étaient écartées de leur place de près de neuf pouces sans tomber, et que dans un autre pays on avait vu, à la suite d'un pareil événement, des murs et des maisons tournés en rond (1), pourquoi donc, me suis-je dit, ne croirais-je pas aussi le récit de *ma Grand ?* »

Après ce petit triomphe d'érudition géologique, vous pensez bien que votre disert Cicérone ne vous fera pas grâce de l'histoire des cloches. Il paraît que les croyances populaires veulent à toute force rapporter la formation de la plupart des lacs à une époque postérieure à l'établissement du catholicisme :

(1) Annales de chimie et de physique, tome XXVII.

des tremblements de terre auraient englouti dans ces abîmes de nombreux villages; de là vient qu'aux bords des lacs de Laffraie, comme sur les rives du lac Palladru, les jours de grandes fêtes, les cloches des églises submergées font entendre leurs volées.

Sous quelque drapeau que vous ayez traversé nos temps de discorde, dès que vous atteindrez Laffraie, vous ne tarderez pas à vous trouver, bon gré malgré, plongé dans de graves et bien sérieuses méditations; voyez plutôt, à votre gauche, ce marbre noir, et lisez: « *Soldats, je suis votre empereur, ne me reconnaissez-vous pas? S'il en est un parmi vous qui veuille tuer son général, me voilà!* » (7 mars 1815). C'est que, sur le point même où vous vous arrêtez, Bonaparte, à son retour de l'île d'Elbe, fit une halte de quelques secondes pour donner au bataillon séduit par ces magiques paroles le temps de faire volte-face et de former son avant-garde!...

Arrivé à Laffraie, ne vous découragez pas, et, pendant qu'à l'hôtel de la Poste on vous préparera un excellent dîner, continuez votre route en contournant cet hôtel, et marchez sur la droite à la recherche du *lac Mort*. Après une promenade d'une demi-heure, vous vous trouverez en face d'un délicieux paysage. Le *lac Mort* est ainsi nommé parce que, étant profondément encaissé, sa surface ne présente jamais la moindre ondulation et conserve toujours le poli d'une glace: quelle solitude, et comme la ferme assise à l'un des bords est pittoresquement posée!... Encore quelques pas, gravissez le monticule placé à gauche; voyez à vos pieds la Romanche, puis Vizille, puis le Drac, puis l'Isère, puis Grenoble, Voreppe, Voiron, le Sappel, le Grand-Som... et vous conviendrez qu'il n'est pas nécessaire d'être artiste pour être saisi d'admiration à la vue de ce magnifique panorama.

L'extrême bienveillance de l'heureux propriétaire de cette délicieuse retraite permet le plus souvent aux promeneurs de jouir de tous les plaisirs que de belles eaux, des filets, une nacelle et ses agrès, peuvent procurer; mais, dans tous les cas, pour regagner Laffraie, il faudra contourner les bords du lac au travers d'une prairie qui reçoit de divers groupes d'arbres çà et là disposés l'aspect gracieux d'un parc anglais admirablement dessiné. Puis l'on revient à la Motte en suivant la grande route de Gap jusqu'à Pierre-Châtel; dans ce dernier trajet l'on côtoie encore trois beaux lacs, et l'on a ainsi passé en revue tous ceux de la Mateysine.

Pour peu que le tableau qui des hauteurs de Laffraie s'est déroulé à vos yeux vous ait fait désirer de voir Vizille de plus près, vous vous applaudirez de céder à cette inspiration : Vizille vaut bien qu'on lui consacre une longue journée; le plan de cette lointaine excursion peut d'ailleurs être combiné de manière à réserver quelques heures aux thermes
Uriage. d'Uriage : et qui ne visitera volontiers un établissement aussi important, dont la réputation, si justement méritée, ne fait que s'accroître de jour en jour?

Après avoir franchi le pont de Champ, jeté sur la Romanche, on laisse le chemin de Grenoble pour remonter à droite.

L'industrie a déversé sur la gauche, dans l'intérêt de quelques usines, une dérivation de la rivière; de sorte que la route se trouve, par ce double cours d'eau, transformée en délicieuse promenade.

A cinq kilomètres du pont, l'on traverse Vizille. Pour faciliter le voyage, il est bien de ne s'arrêter dans ce bourg qu'au retour; on y change de chevaux, et une demi-heure plus tard on atteint l'extrémité de la ravissante vallée d'Uriage : la prairie, avec son établissement thermal et plusieurs hôtels qui rivalisent de luxe, s'offre à la vue; au nord, sur un monticule élevé, domine le château de M. de St-Ferréol. Grâces à la noble philanthropie de cet homme de bien, des travaux, conduits avec la rare intelligence qui distingue notre ingénieur des mines, ont fini par doter cette heureuse contrée d'un volume presque fluvial d'une eau sulfureuse des plus richement minéralisées.

L'établissement est l'un des plus remarquables de France : une foule nombreuse s'y presse chaque été; le dimanche surtout un grand concours de voitures y amène des centaines de visiteurs, et des fêtes animées se prolongent avec tant d'entrain qu'elles ont désarmé la rigueur de la consigne de la place de guerre.

Aux doux loisirs que vous y fait une nature enchantée on peut joindre le charme attrayant des arts : le château renferme une galerie d'antiquités égyptiennes et grecques, quelques bons tableaux, une bibliothèque choisie, et des statuettes, témoignage authentique des thermes romains existants aux mêmes lieux.

Uriage n'a pas dans ses sites la grandeur sauvage et majestueuse de ceux de la Motte : on n'y voit point ce vaste océan de montagnes, qui, semblable au balancement des flots, jette l'âme dans la contemplation de l'infini. Cette nature si grave et si sévère, qui fait le délice du penseur, ne s'y montre point encore; ici, plus fraîche, plus coquette, elle rappelle des souvenirs plus doux, fait naître des impressions moins profondes. Sur les bords de ce ruisseau, à l'ombre de ces châtaigniers séculaires, quel poète n'invoque Théocrite et Virgile? quelle jeune imagination n'entrevoit son premier rêve? Pénétrez au contraire plus avant dans les Alpes, gravissez leurs pics élevés, et l'âme, que distrait seul le vol majestueux de l'oiseau de proie, ne tarde pas à s'agrandir et à s'harmonier avec les sublimes tableaux qui lui redisent les mystères du mont Sinaï.

Vizille. Vizille, en latin *Castra Vizilliæ*, était jadis une station militaire de la voie romaine qui se dirigeait de Suze et Briançon sur Vienne par le Lautaret, la vallée d'Oysans, Grenoble, Moirans et Saint-Jean-de-Bournay.

Il est difficile (1) de tracer une description satisfaisante de cette partie du Dauphiné en se renfermant dans les formes littéraires, et de demeurer dans la vérité en évitant l'aride exactitude de la science de l'ingénieur. Nulle part la nature n'offre plus de variétés et de contrastes, nulle part des lieux plus rapprochés n'ont un sol dont la différence soit plus marquée.

Près d'un canton planté de vignobles ou égayé

(1) Barginet.

par des prairies, se trouve un canton déchiré par des ravines et des crevasses qui ressemblent à des laves volcaniques refroidies. Ici sont des bois verts et touffus, là des champs arides et des rochers, ou des schistes qui repoussent toute végétation ; ici des fruits ou des fleurs, là des neiges éternelles. Vous rencontrerez de belles fontaines, des ruisseaux d'eaux limpides, et près de leur lit paisible mugissent des torrents formidables. Vous découvrez le clocher d'un village, et il vous semble que la main d'un homme peut y lancer une pierre; mais plusieurs heures d'une marche pénible à travers mille détours dangereux sont nécessaires pour y arriver. Le montagnard seul a le secret de ces distances trompeuses, il passe en sifflant sur d'étroits sentiers où le pied du voyageur glisserait dans l'abîme.

Le bourg de Vizille, remarquable aujourd'hui par l'activité de son industrie et la belle culture de son territoire, est bâti à quelques kilomètres au sud-est de Grenoble sur la rive droite de la Romanche. Il est comme assis à l'anse du grand bassin géologique sillonné, dans presque toute son étendue, par le lit de cette rivière dévastatrice qui, dans une de ses dérivations, forme la vallée pittoresque et fertile que nous parcourons

Cette vallée, dans sa direction peu régulière du sud-est au nord, se trouve sur un embranchement vraiment bizarre de contrées diverses, quoique d'une adhérence apparente. Il faut, pour en donner une idée à peu près juste, supposer que le voyageur y pénètre en suivant la route de Grenoble à Gap. A peu de distance de Vizille, cette route s'interrompt tout-à-coup et suit une pente légère à la suite de laquelle est situé le bourg. On aperçoit alors en face de soi une colline couverte encore de ruines crénelées, restes vénérables du château des dauphins. Sur la même ligne se déploie la masse majestueuse du château Lesdiguières. Les grands peupliers du parc, ses eaux claires comme le cristal, une foule de constructions nouvelles, donnent à ce point de vue un haut degré d'intérêt.

A gauche finit, pour reprendre son cours d'une manière horizontale, une fraction de la chaîne des montagnes granitiques, si belles et si verdoyantes, qui forment un des côtés de la riche vallée du Graisivaudan. Ce mamelon des Alpes se perd dans les nues; mais les premiers jours de l'été, lorsque la neige a disparu, on peut voir la culture, triomphant de tant d'obstacles, établir sur la cime aplatie d'abondantes moissons, tandis que les régions moyennes sont peuplées de taillis de chênes et de sapins.

En suivant la direction principale de cette montagne, on découvre au milieu des bois le monastère de Prémol, ancienne chartreuse de femmes, fondée par une dauphine de la première race. Cet édifice religieux est bien conservé; ses flèches gothiques sont d'un bel effet à cette élévation prodigieuse et dans ce site romantique, où l'âme est disposée par la nature à la méditation et à la prière. L'imagination se plaît à ranimer ces cloîtres abandonnés; elle voit ces pieuses cénobites aux prises avec les tempêtes et s'endormant à leurs mugissements, sans plus les redouter que les orages du siècle qui venaient expirer au pied du saint asile.

Du côté opposé sont les montagnes d'Herbeys et d'Uriage, qui, cultivées jusqu'au faîte, présentent un coup d'œil enchanteur. Dans l'espace ouvert entre ces montagnes qui appartiennent au même genre géologique, est une vallée verte et profonde qu'on appelle la vallée du Vaisseau (Vaulnaveys), nom qui donne une idée de sa forme et de ses proportions. Cette nef gracieuse, perdue dans un océan de montagnes, a ses mâts, ses vergues, son gouvernail; et les nuages blancs qui s'élèvent le matin du sein de ses fraîches prairies, suspendus aux arbres les plus hauts, ressemblent à ses voiles gonflées par le vent.

Si de ce côté la nature a répandu tout ce que ses mystères ont de grâce et de beauté, le voyageur, en se tournant à droite, la verra grande, puissante et pleine d'une majesté sauvage : là, plus de vallées fleuries, plus de collines cultivées; des montagnes d'un aspect sévère, des rochers grisâtres, des bois tristes, des gorges obscures, étonnent par leur sombre harmonie avec un ciel orageux.

Le fond de ce bassin rocailleux qui se détache de la vallée de Vizille est occupé, en grande partie, par le lit de la Romanche, dont les continuelles et inconstantes dérivations sèment partout sur son rivage désolé les grosses roches qu'elle entraîne dans ses flots impétueux. Le haut plateau de la Mateysine, qui est à l'horizon, domine cet étonnant paysage (1).

(1) Barginet.

Le château de Vizille, quelques années après sa fondation, et surtout durant la vie du connétable, ne présentait point l'aspect paisible qu'il offre aujourd'hui : ses abords n'étaient gênés par aucune construction, et l'aile qui fait face au pont de la Romanche était garnie d'une artillerie formidable, qui en rendait la défense facile. On arrivait à la grande porte du château par une rampe assez rude, et alors flanquée de bastions. C'est sur le fronton de la porte où elle aboutit qu'on voit encore la statue en bronze de François de Bonnes.

L'ancien château était situé sur le rocher qui sépare la route de Grenoble de la vallée de Vaulnaveys; il existait dès le Xe siècle : c'était une des possessions les plus anciennes des dauphins, et ceux de la première et de la seconde race y ont fait souvent leur séjour.

Par un acte de 991, Humbert, évêque de Grenoble, avait cédé le bourg et l'église, qui sert aujourd'hui de cimetière, à l'abbaye de Cluny. Cette chapelle, qui appartenait au prieuré de Vizille, a eu pour dernier titulaire l'abbé de Pradt, archevêque de Malines, qui était venu en prendre possession en personne.

Pendant les guerres civiles du XVIe siècle, ce poste, par sa position au débouché des montagnes de la double chaîne des Alpes, était devenu un fort assez important. En 1563, après la prise de Grenoble par le baron des Adrets, le château de Vizille fut attaqué par les protestants, qui s'en emparèrent. La première paix religieuse le rendit aux catholiques, et, lorsque le Dauphiné eut été entièrement soumis à Henri IV, ce prince fit don de la terre de Vizille à son frère d'armes, Bonnes de Lesdiguières.

L'ancien chateau, qui appartenait à la famille de Viennois, branche bâtarde des derniers dauphins, n'avait pas été compris dans la donation : il se trouva que les constructions faites par Lesdiguières furent bientôt gênées par ce voisinage; mais un incendie vint fort à propos faire table rase, et forcer la famille de Viennois à quitter cette résidence.

Le gouverneur du Dauphiné fut d'autant plus fortement soupçonné d'avoir prêté les mains à ce mode expéditif d'expropriation, que ce désastreux événement avait eu lieu pendant qu'une fête donnée par le connétable retenait à Grenoble toute la famille de Viennois, qui n'avait osé décliner une invitation des plus pressantes.

Au reste, ce que la tradition nous a transmis concernant les us et coutumes du noble seigneur, n'est que trop propre à confirmer ces soupçons; lui-même semble s'être complu à ne vouloir point que la postérité se fît illusion sur ses inspirations de mansuétude: on voit, en effet, sur l'un des murs, une truite en regard d'une tête d'homme; et ce bas-relief fut, dit-on, sculpté par ordre du connétable, pour perpétuer le souvenir du supplice infligé à un malheureux, coupable d'avoir dérobé dans une des pièces d'eau un des poissons chéris de la favorite Marie Vignon.

Ce dernier nom, porté par une femme qui fut la plus belle de toutes celles qu'ont abritées les ombrages de Vizille, évoque de bien scandaleux souvenirs :

Marie Vignon, femme d'un honnête drapier de Grenoble, Aymond Mathel, passait pour avoir reçu d'un moine (1) un talisman qui lui soumettait tous les cœurs. Avant d'avoir porté ses vues en si haut lieu, plus d'une fois elle avait essayé l'effet *du charme* sur moins noble lignée. Au nombre de ses anciens adorateurs se trouvait un officier piémontais nommé Araldi, appartenant à cette classe de *bravi* qui n'avaient pour fortune que leur rapière.

Araldi, apprenant que son ancienne maîtresse régnait dans les salons du connétable, accourt à Grenoble et sollicite la protection de Marie pour obtenir une compagnie de mousquetaires. Marie Vignon se récrie, elle est loin de jouir du crédit qu'on lui suppose; mais, ajoute-t-elle, si jamais la mort de mon mari me permet de devenir la femme du gouverneur, soyez sûr que vous obtiendrez la compagnie que vous désirez.

Le lendemain tout Grenoble retentit de la nouvelle d'un assassinat : Aymond Mathel venait d'être percé de coups en se promenant dans sa campagne, située auprès de Montfleury.

Un berger, accouru aux cris du mourant, avait vu fuir le sicaire : malgré ses protestations, ce berger fut arrêté, et il allait probablement voir payer par la question son empressement à voler au secours de la victime, lorsque, traversant la place St-André au

(1) Le cordelier Nobilibus, qui fut brûlé vif à Grenoble pour avoir dit la messe sans être ordonné prêtre.

milieu des archers, il avise le capitaine Araldi. Aussitôt il s'écrie qu'il reconnaît dans cet homme l'assassin de Mathel. On s'assure de la personne du Piémontais, et celui-ci répond qu'il est prêt à justifier de l'emploi de sa journée; qu'il a d'ailleurs des révélations à faire sur le meurtre qui préoccupe en ce moment l'attention générale, mais qu'il ne parlera qu'en présence du gouverneur.

Quelques jours plus tard, Lesdiguières, de retour de l'une de ses nombreuses excursions, voit accourir des commissaires du parlement qui lui annoncent qu'un étranger, inculpé du meurtre de Mathel, a déclaré ne vouloir faire des révélations qu'en sa présence. Le gouverneur ordonne qu'on lui amène le prisonnier; puis, prétextant une indisposition subite, il renvoie l'interrogatoire au lendemain, et fait enfermer Araldi dans une des salles basses du palais.

Les fenêtres de cette salle n'étaient point gardées, et, avant le lever du soleil, Araldi avait passé la frontière....

On ne dit point si Messieurs du parlement firent contre cette évasion de sévères remontrances; mais ce que l'histoire nous apprend, c'est que la femme adultère, que mille voix accusaient de complicité, ne tarda pas à devenir l'épouse du connétable, et que toute la province continua à rivaliser de zèle pour l'entourer d'honneurs, de respect et d'hommages!!!

Bien différente avait été l'issue des déportements, non moins déplorables, dont Grenoble avait déjà dû s'attrister: Isarde des Beaux, comtesse de Pen, cousine germaine de la dernière dauphine, avait, elle aussi, voulu soustraire ses désordres au faible frein que leur opposait encore la présence de son époux. Plus courageuse ou plus imprudente que Marie Vignon, Isarde n'avait confié qu'à ses propres mains l'exécution de son horrible projet. Un matin, le page du comte trouve son maître percé d'un stylet napolitain : une échelle de corde est attachée à la fenêtre; des traces de sang conduisent à l'appartement de la comtesse. Les serviteurs, appelés par le page, arrivent en toute hâte; ils ne doutent point que la comtesse ne soit également victime du même attentat : on pénètre dans sa chambre; Isarde feignait de dormir, et, à la nouvelle du crime, elle donne les marques du plus affreux désespoir; mais quelle n'est pas la morne stupeur de ceux qui l'entourent! des taches accusatrices souillent encore les pieds de la comtesse, et un mouchoir, aux armes des Beaux, trouvé sur le lit de la victime, vient confirmer tous les soupçons......

Bientôt le peuple s'assemble en tumulte et crie vengeance! L'archevêque de Lyon, Henri du Villard, qui, en l'absence du dauphin, gouvernait la province, fait arrêter la comtesse; et une commission, composée de quinze chevaliers dauphinois, est appelée à la juger.

Malgré les cris de mort proférés par la foule, les juges hésitaient : la beauté, la jeunesse d'Isarde, sa proche parenté avec le dauphin surtout, semblaient devoir la protéger. Elle demande à parler : elle avoue qu'ayant entendu marcher dans la chambre voisine, elle s'y était rendue; mais qu'au même instant, tout étant rentré dans le silence, elle avait regagné sa couche sans s'apercevoir que ses pieds étaient ensanglantés. On lui propose alors de jurer sur l'Evangile la vérité de ce qu'elle avance, elle accepte; mais, au moment de prononcer son serment, elle s'arrête, pâle et tremblante, détourne la tête et s'avoue coupable !.....

Malgré cet aveu, plusieurs juges, craignant de plonger le dauphin et la dauphine dans un deuil éternel en faisant monter leur proche parente sur un échafaud, inclinaient pour une détention perpétuelle; mais la majorité, soutenue par Henri du Villard, prononça la peine du bûcher... On voit encore près de Romans, dans le voisinage de la principale seigneurie du comte de Pen, le lieu où la terrible sentence fut exécutée.

Revenons à notre château. A la mort de Lesdiguières, décédé sans descendance masculine, la terre de Vizille devint la propriété du duc de Créqui, gendre du connétable : elle resta dans cette famille jusqu'à la fin du XVIIe siècle; elle passa ensuite à la famille de Villeroi, et le dernier duc de ce nom la vendit, en 1775, à Claude Périer, négociant de Lyon. Celui-ci restaura l'intérieur du château prêt à tomber en ruines, et y établit l'une des premières fabriques de toiles peintes, qui ne tarda pas à répandre le travail et l'aisance dans la nombreuse population des trois cantons de la Mure, Vizille et Bourg-d'Oysans.

Un affreux incendie vint malheureusement suspendre le cours de cette prospérité; mais, grâces à l'élan de bienfaisance de la famille régnante et de toutes les contrées voisines, grâces surtout au zèle et au dévouement des propriétaires du château, les traces de ce désastre ont été effacées au-delà même de ce que l'on pouvait espérer. Mais ce qui n'a pu se restaurer, ce sont les peintures historiques qui décoraient la galerie principale et dont chacune était une page de la vie du connétable. Deux de ces toiles ont, seules, échappé à l'incendie; on les voit aujourd'hui dans la salle de billard : l'une représente le siége et la prise d'Allernaigue, l'autre le siége et la prise de Cavours en 1592. Sur toutes deux on observe, au premier plan, le portrait du duc.

Cette salle renferme, en outre, de très belles gravures, au nombre desquelles on remarque un Moïse, la mort de Socrate, Bélisaire, la Vierge au rocher, le siècle de François Ier, etc., etc.

L'industrie est sans doute bonne et belle chose, puisque, après tout, sans elle il y a longtemps que l'intéressante page historique soumise à nos regards eût très probablement disparu; toutefois, après avoir admiré le beau parc du château et ses magnifiques eaux, le touriste qui se repose au pied du colossal peuplier, contemporain du connétable, ne peut étouffer tout regret de ce qu'à la place des brillantes chevauchées de nobles dames, de vaillants écuyers, pages et varlets qui jadis animaient ces lieux, son œil n'y rencontre que d'éternelles bandes d'étoffes peintes.

Un grand nombre d'hôtes illustres ont visité les salons de Vizille : parmi eux n'oublions pas de citer

Louis XIII, Pie VI, le duc d'Angoulême; mais, pardessus tout, ces Notables qui, sous la présidence du comte de Morges, vinrent y former cette assemblée célèbre dont l'histoire conservera l'impérissable souvenir!

FLORE

DE

LA MOTTE-LES-BAINS.*

Contre les murs du Château.

Noms des Familles.	Noms français.	Noms latins.
CARYOPHYLLÉES.	Silène à calice enflé.	Silene inflata.
COMPOSÉES.	Armoise absinthe.	Artemisia absinthium.
id.	Laitue vireuse.	Lactuca virosa.
CRASSULACÉES.	Orpin à feuilles épaisses.	Sedum dasyphyllum.
id.	Orpin blanc.	Sedum album.
CRUCIFÈRES.	Sisymbre officinal.	Sisymbrium officinale.
id.	Arabette blanchâtre.	Arabis incana.
id.	Hutchinsie des pierres.	Hutkhinsia petræa.
GRAMINÉES.	Orge queue de souris.	Hordeum murinum.
id.	Mélique ciliée.	Melica ciliata.
id.	Paturin des bois.	Poa nemoralis.

(*) Les personnes qui se livrent à l'étude si attrayante de la botanique parcourront sans doute avec plaisir ce Catalogue ; il a été rédigé avec le plus grand soin par notre digne ami M. l'abbé PONTRAMIER, curé du Monestier, dont le mérite et la science égalent la modestie.

Noms des Familles.	Noms français.	Noms latins.
PAPAVÉRACÉES.	Chélidoine éclairée.	Chelidonium majus.
PERSONNÉES.	Muflier à grandes fleurs.	Antirrhinum majus.
id.	Linaire rayée.	Linaria striata.
RÉSÉDACÉES.	Réséda, herbe à jaunir.	Reseda luteola.
SOLANÉES.	Molène, bouillon-blanc.	Verbascum thapsus.

Aux environs du Château.

BORAGINÉES.	Vipérine vulgaire.	Echium vulgare.
id.	Cynoglosse officinale.	Cynoglossum officinale.
id.	Lycopside des champs.	Lycopsis arvensis.
id.	Grémil officinal.	Lithospermum officinale.
CAMPANULACÉES.	Raiponce orbiculaire.	Phyteuma orbicularis.
id.	Raiponce en épi.	Phyteuma spicata.
id.	Campanule carillon.	Campanula medium.
id.	Campanule agglomérée.	Campanula glomerata.
id.	Campanule gantelée.	Campanula trachelium.
id.	Campanule à feuilles de pêcher.	Campanula persicifolia.
id.	Campanule à feuilles radicales rondes.	Campanula rotundifolia.
CARYOPHYLLÉES.	Œillet giroflée.	Dianthus caryophyllus.
id.	Œillet prolifère.	Dianthus prolifer.
CHÉNOPODÉES.	Ansérine polysperme.	Chenopodium polyspermum.
id.	Ansérine fétide.	Chenopodium vulvaria.
id.	Ansérine blanche.	Chenopodium album.
id.	Arroche à feuilles étroites.	Atriplex angustifolia.
COMPOSÉES ou SYNANTHÉRÉES.	Armoise commune.	Artemisia vulgaris.
id.	Onoporde acanthe.	Onopordum acanthium.

Noms des Familles.	Noms français.	Noms latins.
COMPOSÉES ou SYNANTHÉRÉES.	Cupidone bleue.	Catananche cærulea.
id.	Cirse féroce.	Cirsium ferox.
id.	Cirse laineux.	Cirsium eriophorum.
id.	Cirse des champs.	Cirsium arvense.
id.	Cirse nain.	Cirsium acaule.
id.	Chardon penché.	Carduus nutans.
id.	Épervière à feuilles de statice.	Hieracium staticæfolium.
id.	Épervière piloselle.	Hieracium pilosella.
id.	Épervière des murs.	Hieracium murorum.
id.	Verge d'or commune.	Solidago virga aurea.
id.	Séneçon vulgaire.	Senecio vulgaris.
id.	Séneçon visqueux.	Senecio viscosus.
id.	Séneçon à feuilles de roquette.	Senecio erucæfolius.
id.	Laiteron des champs.	Sonchus arvensis.
id.	Laiteron des lieux cultivés.	Sonchus oleraceus.
id.	Lampsane commune.	Lampsana communis.
id.	Aunée dyssentérique.	Inula dyssenterica.
COMPOSÉES.	Bardane commune.	Arctium lappa.
id.	Achiffée mille-feuilles.	Achillea millefolium.
CRUCIFÈRES.	Rapistre ridé.	Rapistrum rugosum.
id.	Fumeterre officinal.	Fumaria officinalis.
DIPSACÉES.	Cardère sauvage.	Dipsacus silvestris.
id.	Cardère découpée.	Dipsacus laciniatus.
GENTIANÉES.	Chlore perfoliée.	Chlora perfoliata.
id.	Gentiane croisette.	Gentiana cruciata.
id.	Gentiane printanière.	Gentiana verna.
id.	Gentiane ciliée.	Gentiana ciliata.
GÉRANIACÉES.	Érodie à feuilles de ciguë.	Erodium cicutarium.
GLOBULAIRES.	Globulaire à feuilles en cœur.	Globularia cordifolia.

Noms des Familles.	Noms français.	Noms latins.
GLOBULAIRES.	Globulaire commune.	Globularia vulgaris.
GRAMINÉES.	Brome stérile.	Bromus sterilis.
id.	Brome mollet.	Bromus mollis.
id.	Fétuque dur.	Festuca duriuscula.
id.	Paturin annuel.	Poa annua.
LABIÉES.	Galéope des champs.	Galeopsis ladanum.
id.	Galéope tétrahit.	Galeopsis tetrahit.
id.	Brunelle commune.	Brunella vulgaris.
id.	Brunelle à grandes fleurs.	Brunella grandiflora.
id.	Calament officinal.	Calamintha officinalis.
id.	Calament des champs.	Calamintha acinos.
id.	Épiaire droite.	Stachis recta.
id.	Épiaire annuelle.	Stachis annua.
id.	Ballote fétide.	Ballota fœtida.
MALVACÉES.	Mauve à feuilles rondes.	Malva rotundifolia.
id.	Mauve sauvage.	Malva officinalis.
id.	Mauve alcée.	Malva alcæa.
ONOGRARIÉES.	Circée commune.	Circæa lutetiana.
id.	Épilobe de Dodoëns.	Epilobium Dodonæi.
id.	Épilobe hérissé.	Epilobium hirsutum.
OMBELLIFÈRES.	Astrance à grandes fleurs.	Astrantia major.
id.	Boucage saxifrage.	Pimpinella saxifraga.
PAPILLONACÉES.	Bugrane gluante.	Ononis natrix.
id.	Bugrane épineuse.	Ononis spinosa.
id.	Bugrane des champs.	Ononis arvensis.
id.	Mélilot officinal.	Melilotus officinalis.
id.	Hipocrépide en ombelle.	Hippocrepis comosa.
id.	Anthyllide vulnéraire.	Anthyllis vulneraria.
id.	Coronille naine.	Coronilla minima.
id.	Coronille bigarrée.	Coronilla varia.
PERSONNÉES.	Digitale à petites fleurs.	Digitalis lutea.
id.	Digitale à grandes fleurs.	Digitalis grandiflora.
id.	Euphraise officinale.	Euphrasia officinalis.

Noms des Familles.	Noms français.	Noms latins.
PERSONNÉES.	Linaire commune.	Linaria vulgaris.
id.	Linaire naine.	Linaria minor.
id.	Scrofulaire fétide.	Scrofularia canina.
id.	Scrofulaire noueuse.	Scrofularia nodosa.
PAPAVÉRACÉES.	Coquelicot.	Papaver Rhœas.
id.	Pavot argémone.	Papaver argemone.
POLYGALÉES.	Polygala commun.	Polygala vulgaris.
POLYGONÉES.	Renouée des petits oiseaux.	Polygonum aviculare.
id.	Renouée persicaire.	Polygonum persicaria.
id.	Patience des jardins.	Rumex patientia.
id.	Patience crépue.	Rumex crispus.
id.	Patience à feuilles obtuses.	Rumex obtusifolius.
id.	Patience à écusson.	Rumex scutatus.
id.	Patience, petite oseille.	Rumex acetosa.
ROSACÉES.	Potentille naine.	Potentilla minima.
id.	Potentille quinte-feuille.	Potentilla reptans.
RUBIACÉES.	Gaillet blanc.	Galium mollugo.
id.	Gaillet croisette.	Galium cruciata.
id.	Gaillet jaune.	Galium verum.
SOLANÉES.	Molène lychnite.	Verbascum lychnitis.
id.	Molène noire.	Verbascum nigrum.
id.	Morelle douce-amère.	Solanum dulcamara.
URTICÉES.	Ortie dioïque.	Urtica dioïca.
id.	Pariétaire officinale.	Parietaria officinalis.
VERBÉNACÉES.	Verveine officinale.	Verbena officinalis.

Dans la Prairie.

COMPOSÉES.	Centaurée jacée.	Centaurea jacea.
id.	Centaurée scabieuse.	Centaurea scabiosa.

Noms des Familles.	Noms français.	Noms latins.
DIPSACÉES.	Knautie des champs.	Knautia arvensis.
id.	Scabieuse succise.	Scabiosa succisa.
GRAMINÉES.	Avoine fromentale.	Avena elatior.
id.	Avoine jaunâtre.	Avena flavescens.
id.	Avoine laineuse.	Avena lanata.
id.	Brize moyenne.	Briza media.
id.	Brome hétérophylle.	Bromus erectus.
id.	Cauche en gazon.	Aira cespitosa.
id.	Cynosure à crêtes.	Cynosurus cristatus.
id.	Dactyle aggloméré.	Dactylis glomerata.
id.	Fléole des prés.	Phleum pratense.
id.	Flouve odorante.	Anthoxanthum odoratum.
id.	Paturin des prés.	Poa pratensis.
id.	Vulpin des champs.	Alopecurus agrestis.
LABIÉES.	Sauge des prés.	Salvia pratensis.
ORCHIDÉES.	Orchis cousin.	Orchis conopsea.
id.	Orchis globuleux.	Orchis globosa.
PAPILLONACÉES.	Gesse des prés.	Lathyrus pratensis.
id.	Trèfle de montagne.	Trifolium montanum.
RENONCULACÉES.	Trolle, boule d'or.	Trollius Europæus.
ROSACÉES.	Spirée, reine des prés.	Spirea ulmaria.

Dans le Bois derrière le Château.

ACÉRINÉES.	Érable champêtre.	Acer campestre.
id.	Érable plane.	Acer platanoïdes.
id.	Érable sycomore.	Acer platanus.
AMENTACÉES.	Charme commun.	Carpinus betulus.
id.	Chêne à fruits pédonculés.	Quercus robur.
id.	Hêtre fayard.	Fagus silvatica.

Noms des Familles.	Noms français.	Noms latins.
ASPARAGINÉES.	Parisette à quatre feuilles.	Paris quadrifolia.
CAPRIFOLIACÉES.	Chèvrefeuille des bois.	Lonicera periclymenum.
id.	Chèvrefeuille des haies.	Lonicera xylosteum.
id.	Sureau yèble.	Sambucus ebulus.
id.	Viorne.	Viburnum opulus.
id.	Viorne mancienne.	Viburnum lantana.
COMPOSÉES.	Chrysanthème en corymbe.	Chrysanthemum corymbosum.
CONIFÈRES.	Genevrier commun.	Juniperus communis.
CURCUBITACÉES.	Bryone dioïque.	Bryonia dioïca.
OLÉAGINÉES.	Argousier, faux nerprun.	Hippophæ rhamnoïdes.
FOUGÈRES.	Doradille de Haller.	Asplenium Halleri.
id.	Polypode commun.	Polypodium vulgare.
GÉRANIACÉES.	Geranium, herbe à Robert.	Geranium Robertianum.
id.	Geranium luisant.	Geranium lucidum.
id.	Geranium noueux.	Geranium nodosum.
GRAMINÉES.	Brome rude.	Bromus asper.
id.	Calamagrostis argenté.	Calamagrostis argentea.
id.	Froment des bois.	Triticum silvaticum.
id.	Mélique uniflore.	Melica uniflora.
HYPÉRICINÉES.	Millepertuis du Dauphiné.	Hypericum dubium.
id.	Millepertuis de montagne.	Hypericum montanum.
id.	Millepertuis perforé.	Hypericum perforatum.
id.	Millepertuis velu.	Hypericum hirsutum.
JASMINÉES.	Frêne élevé.	Fraxinus excelsior.
id.	Troène commun.	Ligustrum vulgare.
JONCÉES.	Luzule blanc de neige.	Luzula nivea.
LABIÉES.	Sauge glutineuse.	Salvia glutinosa.
LILIACÉES.	Lis martagon.	Lilium martagon.
OMBELLIFÈRES.	Berce branc-ursine.	Heracleum sphondylium.
id.	Sanicle d'Europe.	Sanicula Europæa.
ONAGRARIÉES.	Epilobe à petites fleurs.	Epilobium molle.
ORCHIDÉES.	Epipactis à larges feuilles.	Epipactis latifolia.

Noms des Familles.	Noms français.	Noms latins.
PAPILLONACÉES.	Cytise à feuilles sessiles.	Cytisus sessilifolius.
id.	Genêt à tige ailée.	Genista sagittalis.
id.	Orobe printanier.	Orobus vernus.
id.	Trèfle rouge.	Trifolium rubens.
id.	Vesce variable.	Vicia cracca.
PERSONNÉES.	Mélampyre des bois.	Melampyrum nemorosum.
id.	Véronique à feuilles d'ortie.	Veronica urticæfolia.
RENONCULACÉES.	Actée en épi.	Actæa spicata.
id.	Ellébore pied de griffon.	Helleborus fœtidus.
ROSACÉES.	Poirier allonchier.	Pyrus aria.
id.	Spirée barbe de chèvre.	Spirea aruncus.
RUBIACÉES.	Aspérule odorante.	Asperula odorata.
id.	Gaillet à feuilles de lin.	Galium linifolium.

Du village de Pérailler à la Source.

Noms des Familles.	Noms français.	Noms latins.
APOCYNÉES.	Cynanque dompte-venin.	Cynanchum vincetoxicum.
BORAGINÉES.	Grémil violet.	Lithospermum purpureo-cæruleum.
CARYOPHYLLÉES.	Cucubale porte-baies.	Cucubalus bacciferus.
id.	Gypsophile rampante.	Gypsophila repens.
id.	Œillet de Montpellier.	Dianthus Monspessulanus.
id.	Saponaire officinale.	Saponaria officinalis.
COMPOSÉES.	Aunée à feuilles de saule.	Inula salicina.
id.	Aunée de montagne.	Inula montana.
id.	Buphthalme à feuilles de saule.	Buphthalmum salicifolium.

Noms des Familles.	Noms français.	Noms latins.
COMPOSÉES.	Epervière florentine.	Hieracium florentinum.
id.	Eupatoire à feuilles de chanvre.	Eupatorium cannabinum.
id.	Prenanthe des murs.	Prenanthes muralis.
id.	Prenanthe pourpre.	Prenanthes purpurea.
CRUCIFÈRES.	Arabette tourrette.	Arabis turrita.
id.	Cardamine impatiente.	Cardamine impatiens.
id.	Choux fausse roquette.	Brassica erucastrum.
id.	Drave des murs.	Draba muralis.
DIPSACÉES.	Scabieuse colombaire.	Scabiosa columbaria.
GRAMINÉES.	Brome seigle.	Bromus secalinus.
id.	Paturin raide.	Poa rigida.
LABIÉES.	Bétoine officinale.	Betonica officinalis.
id.	Clinopode commun.	Clinopodium vulgare.
id.	Germandrée des bois.	Teucrium scorodonia.
id.	Menthe sauvage.	Mentha silvestris.
id.	Origan commun.	Origanum vulgare.
LILIACÉES.	Anthéric rameux.	Anthericum ramosum.
OMBELLIFÈRES.	Anthrisque commun.	Antheriscus vulgaris.
id.	Buplèvre des haies.	Buplevrum falcatum.
id.	Cerfeuil hérissé.	Chærophyllum hirsutum.
id.	Laser Siler.	Laserpitium Siler.
id.	Laser de France.	Laserpitium Gallicum.
PAPILLONACÉES.	Astragale pourpre.	Astragalus purpureus.
id.	Bugrane à feuilles rondes.	Ononis rotundifolia.
id.	Cytise aubours.	Cytisus laburnum.
id.	Coronille des jardins.	Coronilla emerus.
id.	Orobe noircissant.	Orobus niger.
ROSACÉES.	Benoîte commune.	Geum urbanum.
id.	Potentille argentée.	Potentilla argentea.
TÉRÉBINTHACÉES.	Sumac fustet.	Rhus cotinus.
VALÉRIANÉES.	Valériane de montagne.	Valeriana montana.

Du Château au mont Sénèpe.

Noms des Familles.	Noms français.	Noms latins.
CAMPANULACÉES.	Campanule rhomboïdale.	Campanula rhomboïdalis.
CARYOPHYLLÉES.	Sagine couchée.	Sagina procumbens.
COLCHICACÉES.	Varaire blanc.	Veratrum album.
COMPOSÉES.	Arnique de montagne.	Arnica montana.
id.	Arnique à racines noueuses.	Arnica scorpioïdes.
id.	Astère des Alpes.	Aster Alpinus.
id.	Cacalie des Alpes.	Cacalia Alpina.
id.	Cacalie velue.	Cacalia albifrons.
id.	Centaurée de montagne.	Centaurea montana.
id.	Centaurée plumeuse.	Centaurea Phrygia.
id.	Epervière à bouquet.	Hyeracium cymosum.
id.	Gnaphale pied de chat.	Gnaphalium dioïcum.
id.	Séneçon doronic.	Senecio doronicum.
id.	Soyerie de montagne.	Soyeria montana.
id.	Tussilage des Alpes.	Tussilago Alpina.
CYSTINÉES.	Hélianthème commun.	Helianthemum vulgare.
DROSÉRACÉES.	Parnassie des marais.	Parnassia palustris.
ÉRICINÉES.	Rosage ferrugineux.	Rhododendron ferrugineum.
FOUGÈRES.	Botriche petite lunaire.	Botrichium lunaria.
GENTIANÉES.	Gentiane des champs.	Gentiana campestris.
id.	Gentiane jaune.	Gentiana lutea.
id.	Gentiane à grandes fleurs.	Gentiana acaulis.
id.	Gentiane printanière.	Gentiana verna.

Noms des Familles.	Noms français.	Noms latins.
GRAMINÉES.	Avoine de montagne.	Avena montana.
id.	Avoine pubescente.	Avena pubescens.
id.	Paturin des Alpes.	Poa Alpina.
id.	Seslerie bleu.	Sesleria cærulea.
LABIÉES.	Calament des Alpes.	Calamintha Alpina.
id.	Calament à grandes fleurs.	Calamintha grandiflora.
LENTIBULARIÉES.	Grassette des Alpes.	Pinguicula Alpina.
id.	Grassette commune.	Pinguicula vulgaris.
LINÉES.	Lin de montagne.	Linum montanum.
id.	Lin sous-ligneux.	Linum salsoloïdes.
LYTHRARIÉES.	Salicaire commune.	Lythrum salicaria.
OMBELLIFÈRES.	Buplèvre à feuilles longues.	Buplevrum longifolium.
id.	Buplèvre perfolié.	Buplevrum rotundifolium.
id.	Buplèvre renoncule.	Buplevrum ranonculoïdes.
ORCHIDÉES.	Orchis noir.	Orchis nigra.
id.	Orchis blanchâtre.	Orchis albida.
id.	Orchis incarnat.	Orchis sambucina.
id.	Orchis vert.	Orchis viridis.
PAPILLONACÉES.	Orobe jaune.	Orobus luteus.
id.	Oxytrope de montagne.	Oxytropis montana.
PERSONNÉES.	Pédiculaire arquée.	Pedicularis gyroflexa.
id.	Pédiculaire à épi feuillé.	Pedicularis foliosa.
id.	Pédiculaire tubéreuse.	Pedicularis tuberosa.
id.	Scrofulaire fétide.	Scrofularia canina.
id.	Scrofulaire noueuse.	Scrofularia nodosa.
RENONCULACÉES.	Ancolie vulgaire.	Aquilegia vulgaris.
id.	Anémone des Alpes.	Anemone Alpina.
id.	Anémone printanière.	Anemone vernalis.
id.	Anémone couleur de soufre.	Anemone sulfurea.
id.	Pigamon mineur.	Thalictrum minus.
id.	Pigamon des rochers.	Thalictrum saxatile.

Noms des Familles.	Noms français.	Noms latins.
ROSACÉES.	Alchémille des Alpes.	Alchemilla Alpina.
id.	Alchémille hybride.	Alchemilla hybrida.
id.	Dryade à huit pétales.	Dryas octopetala.
id.	Potentille à grandes fleurs.	Potentilla grandiflora.
id.	Potentille dorée.	Potentilla aurea.
id.	Potentille de Haller.	Potentilla Halleri.
id.	Rosier des Alpes.	Rosa Alpina.
RUBIACÉES.	Aspérule à l'esquinancie.	Asperula cynauchica.
VACCINIÉES.	Airelle des marais.	Vaccinium uliginosum.
VIOLARIÉES.	Violette à long éperon.	Viola calcarata.

Du Château à Monteynard.

CARYOPHYLLÉES.	Œillet sauvage.	Dianthus silvestris.
id.	Saponaire faux basilic.	Saponaria ocymoïdes.
COMPOSÉES.	Carline chardrousse.	Carlina acanthifolia.
id.	Centaurée condrille.	Centaurea crupina.
CRUCIFÈRES.	Calepine de Corvin.	Calepina Corvini.
PRIMULACÉES.	Androsace à grand calice.	Androsace maxima.
RENONCULACÉES.	Pied - d'alouette des champs.	Delphinium consolida.
SOLANÉES.	Molène de Chaix.	Verbascum Chaixi.

Du Château à St-Martin par Bayardière.

CAMPANULACÉES.	Campanule étalée.	Campanula patula.
LABIÉES.	Sauge sclarée.	Salvia sclarea.
SOLANÉES.	Coqueret officinal.	Physalis Alkekengi.
id.	Datura stramoine.	Datura stramonium.

MACHINE A COLONNE D'EAU.

Légende des Fig. 1, 2 et 3, relatives à cette machine.

Fig. 1. — *Plan de la Machine. — Quatre des douze cylindres sont coupés pour laisser voir leur disposition intérieure.*

Fig. 2. — *Élévation.*

Fig. 3. — *Élévation.*

A — Tuyau d'arrivée de l'eau froide.

A' — Bifurcation du tuyau d'arrivée de l'eau froide.

a — Six Tuyaux faisant prise sur A' et distribuant l'eau froide aux six gros cylindres à eau froide.

R' — Robinets servant à diriger l'eau froide sur les machines.

t — Tiroirs mus par excentriques, et permettant l'entrée ou la sortie de l'eau dans les gros cylindres.

b — Tuyaux de la sortie de l'eau froide des gros cylindres.

C — Gros cylindres à eau froide.

K — Massif en pierre sur lequel ils sont boulonnés.

F — Stuffembox (boîte à étoupe) des gros cylindres.

P — Cylindres creux faisant fonction de pistons dans les cylindres C.

P' — Cylindres pleins prolongeant les pistons P, et faisant eux-mêmes fonction de pistons dans les cylindres C'.

C' — Cylindres où se rend l'eau chaude.

F' — Stuffemboxs des cylindres C'.

Z — Appareil contenant les soupapes de distribution des tuyaux S et E.

K — Massif en pierre sur lequel sont établis les cylindres C'.

S — Tuyaux de sortie (refoulement) de l'eau chaude.

S' — Tuyau horizontal reliant tous les tuyaux S de sortie de l'eau chaude.

R — Réservoir en partie plein d'air, où l'eau chaude, chassée des cylindres C', est refoulée, et d'où elle s'échappe sous la pression de l'air comprimé en s'élevant dans le tuyau élévatoire M.

e — Tuyaux d'arrivée de l'eau chaude dans les cylindres C'.

e' — Tuyau horizontal reliant tous les tuyaux *e*.

e''— Tuyau amenant l'eau chaude dans le tuyau *e*.

U — Prise de mouvement à la fonction des pistons P et P'.

V — Bielles bifurquées communiquant la prise de mouvement alternatif à l'extrémité de *m*.

m — Manivelles qui le transforment en mouvement circulaire continu qu'elles communiquent à *i*.

i — Axes en fer fondu avec lesquels elles sont solidement reliées.

x — Excentriques disposés sur les axes *i* et qui transforment leur mouvement circulaire en un mouvement alternatif rectiligne qu'ils communiquent aux tiroirs *t*, régulateurs des mouvements de la machine.

P — Paliers supportant les axes *i*.

k'— Boulons, ancres reliant les cylindres d'eau froide aux cylindres d'eau chaude.

DESCRIPTION DE LA MACHINE.

Remarquons que la machine se compose de six cylindres où agit l'eau froide de la chute comme force motrice, et de six cylindres d'un moindre diamètre où l'eau chaude est aspirée de la source, puis refoulée jusqu'au lieu élevé et éloigné où elle est employée.

Les pistons de ces deux systèmes sont, ainsi que nous l'avons vu, solidaires deux à deux les uns des autres, les pistons d'eau froide recevant le mouvement et le communiquant aux pistons d'eau chaude.

Mais pourquoi la différence de surface de ces pistons?

Premièrement, parce que les cylindres à eau froide où agit la force motrice sont à simple effet, c'est-à-dire que jamais les pistons ne sont pressés que d'un seul côté.

On conçoit parfaitement que, lorsque la colonne d'eau froide agit sur un de ces pistons en tendant à le repousser hors de son cylindre, le piston à eau chaude correspondant refoule sous l'effort de cette pression motrice dans le tuyau d'ascension l'eau chaude que contient son cylindre. Mais, arrivé à l'extrémité de sa course, qui est-ce qui tendra à le ramener à sa position primitive pour que l'eau froide puisse de nouveau agir sur le cylindre P?

Pour remplir ce but, et d'autres encore dont nous parlerons plus bas, le mécanicien a imaginé de faire la prise de mouvement rectiligne alternatif à chacune des jonctions des pistons P et P' à l'aide de bielles V, qui, reliées à l'autre bout à l'extrémité des manivelles *m* fixées sur les arbres coudés *i*, leur communiquent à la faveur de ces organes intermédiaires un mouvement circulaire continu.

Sur les six prises de mouvement, trois agissent par leurs bielles sur un des axes *i*; les autres communiquent leur mouvement au deuxième axe parfaitement indépendant du premier, ainsi qu'il est aisé de le remarquer dans le plan de la machine.

De plus, dans chacun de ces deux systèmes, les trois pistons des trois cylindres d'eau froide ne sont pas tous en même temps au même point de leur course; il y en a toujours un recevant l'action de la chute d'eau.

Il est facile dès-lors de concevoir que la bielle et la manivelle de ce piston continuant d'agir sur l'arbre *i*, la bielle de celui qui est arrivé à la fin de sa course lui imprime un mouvement qui tend à le ramener à sa position primitive; mais il faut pour cela que le piston agissant comme force motrice à ce moment ait une force suffisante, et pour refouler l'eau chaude du piston C' qui lui correspond, et pour faire que les deux autres cylindres C' aspirent l'eau chaude qu'ils refouleront plus tard, et enfin pour vaincre les résistances et les frottements de toute nature qu'une construction même très soignée ne peut pas faire disparaître.

C'est par toutes ces raisons qu'on a dû donner aux pistons P une surface plus grande qu'aux pistons P', lors même qu'il n'eût fallu élever l'eau chaude qu'à la même hauteur de la colonne d'eau froide.

Secondement, comme il arrive que l'eau chaude s'élève bien plus haut que la naissance de la colonne d'eau froide, il a fallu, pour donner à cette dernière une puissance plus grande que la résistance opposée par l'eau chaude, augmenter le nombre des centimètres carrés pressés par cette eau froide, afin de compenser leur moindre pression.

Ainsi l'eau froide descend de 137 mètres, et l'eau chaude monte à 308 mètres; ce qui représente par centimètre carré une pression de 13 kil. 50 pour les pistons d'eau froide, et de 30 kil. pour les pistons d'eau chaude.

Mais les premiers ayant un diamètre de $0^{m}16$, tandis que celui des seconds n'est que de $0^{m}07$, la puissance avec laquelle agit l'eau froide dans un cylindre est de 2,592 kil., tandis que la résistance opposée par l'eau chaude n'est que de 1,131 kil.

Chaque coup d'un des six pistons de la machine donne lieu à un débit d'eau froide de 23 litres, 04 et fait monter à l'établissement 4 litres 41 d'eau minérale.

Si l'on suppose que les six pistons marchent avec une vitesse moyenne de huit courses, aller et retour, par minute, le débit de la chute d'eau serait de 1,592,524 litres, et celui de l'eau minérale de 306,819 litres dans les vingt-quatre heures.

Si sur ces données l'on calcule la force de la machine, on voit qu'elle est d'environ trente-trois chevaux-vapeur, mais qu'elle n'en utilise à la remonte de l'eau chaude que les 36/100es, soit douze chevaux. L'excédant de force est perdu et sert à vaincre les résistances des organes de la machine et de l'eau en mouvement dans les conduits.

Pour donner le mouvement aux tiroirs *t*, qui régularisent l'arrivée ou le départ de l'eau froide dans les cylindres C, on a fixé sur les axes *i* six excentriques *x* qui transmettent un mouvement alternatif rectiligne à chacun des six tiroirs distributeurs *t*. Il est aisé de comprendre qu'en rendant les deux axes *i* indépendants l'un de l'autre, on a ainsi divisé l'ensemble de la machine en deux parties pouvant marcher séparément ou simultanément, et composées chacune de trois cylindres à eau froide et de trois cylindres à eau chaude.

L'eau leur arrive par le tuyau de chute A, et les robinets R' servent à la diriger sur l'une ou l'autre ou sur toutes les deux; ces robinets permettent en outre de diminuer l'arrivée de l'eau, et règlent par conséquent la vitesse et l'effet utile de la machine.

Supposons que le piston d'un cylindre C le remplisse, le cylindre C' correspondant sera plein d'eau chaude aspirée par le tuyau E plongeant dans le réservoir. Les soupapes d'aspiration et d'élévation s'ouvrant de bas en haut dans l'appareil Z, seront fermées; tout est dans le repos; mais, sous l'effort de l'excentrique, le tiroir va permettre l'action de la colonne d'eau froide sur le piston P: aussitôt celui-ci est chassé avec plus ou moins de vitesse, suivant l'arrivée d'eau, et le piston P' correspondant refoule l'eau dans le tuyau d'ascension en soulevant une soupape placée dans l'appareil Z, et s'ouvrant de bas en haut.

Une fois que le piston P est arrivé à l'extrémité de sa course, le tiroir *t* ferme l'admission d'eau et ouvre la sortie; la soupape placée à la base du tuyau d'ascension se ferme sous l'effort de la pression de l'eau supérieure: l'arbre *i*, conservant son mouvement de rotation, entraîne le piston P à sa position primitive, et en même temps la soupape d'introduction de l'eau du tuyau s'étant ouverte, cette eau chaude est aspirée dans le cylindre C' et ainsi de suite.

Nous avons toujours supposé que le tuyau *e*'' se rendait directement dans le réservoir de l'eau chaude; quoique cela pût être, il n'en est rien : ce tuyau se rend dans un tonneau placé près de la machine, à un niveau un peu supérieur à celui des cylindres. L'eau chaude est amenée dans ce tonneau par des pompes aspirantes plongeant dans le réservoir qui se trouve à quelques mètres en contre-bas de la machine; les pompes sont mises en mouvement par des bielles fixées sur les axes *i*. Il serait inutile d'en rechercher la représentation dans le dessin; en effet, cette partie de la construction n'est pas figurée, et d'ailleurs elle pourrait être aisément et sans inconvénient supprimée.

Description de ce qui se passa sur la montagne Equille-Fort pendant le séjour de Domp Julien, capitaine de Montélimard et de Sou, que M. Lucas m'a donnée le 12 octobre 1699, l'ayant prise dans la Chambre des Comptes (1) de cette province de Dauphiné, et qu'il a traduite en françois.

Lettre de Domp Julien à M. le Président de Grenoble.

Monsieur le Président, je me recommande à vous de bon cœur; quand je partis du Roy, il me chargea faire essayer si on pourroit monter en la montagne qu'on disoit inaccessible, dont par subtils moyens et engins j'ai fait treuver la façon d'y monter, la grâce Dieu, et y a trois jours que j'y suis et plus de dix avecque moy, tant gens d'église qu'autres gens de bien, avec un eschelleur du Roy, et n'en partirois jusques à ce que j'aye *ustre* vostre réponse, afin que sy voulez envoyer quelques-uns pour nous y voir,

(1) Vainement, aidé de l'obligeance de M. l'archiviste, avons-nous cherché cette pièce dans les cartons de la Chambre des Comptes, nous n'avons pu l'y trouver; mais notre honorable ami M. Perrard a eu la main plus heureuse, et, grâce au bienveillant intermédiaire de M. le grand-vicaire Périer et de M. l'abbé Boissieu, curé de Chichilianne, il a pu nous procurer cette traduction, extraite des archives du château de Rhutières, où elle est déposée.

que faire le puissiez, vous advisant que trouverez peu d'hommes que quand ils nous verront dessus, et qu'ils verront tout le passage que j'ay fait faire, qui y ose venir, car c'est le plus horrible et épouvantable passage que je vis jamais, ne homme de la compagnée : je vous le fais à sçavoir, afin qu'en estant bien acertené, à votre plaisir le vueillez escrire au Roy par mon laquais porteur de cette, et je vous asseure que vous lui ferez grand plésir et à moy aussi, et vous devez estre seur si je puis rien pour vous, le feray au plaisir de nostre Seigneur qui vous doint ce que plus vous désirez. Escrit le 28 jour de juin, sur Equille-Fort, dit Mont inaccessible, car le peuple du pays l'apelle l'Equille, et pour ce que je ne le sçaurois oublier, je l'ay fait nommer au nom du Père, du Fils et du Saint-Esprit, et de saint Charlemagne, pour l'amour du nom du Roy, et ay fait dire la messe dessus, et mettre trois grands croix aux cantons ; pour vous deviser de la montagne, elle a par dessus une lieue françoise de tour ou peu s'en faut, un quart de lieue de longueur, et un trait d'arbaleste de travers, et est couverte d'un beau pré par dessus ; et avons trouvé une belle garenne de chamois, qui jamais n'en pourront partir, et des petits avec eux de cette année, dont s'en tua un maugré nous à nostre entrée : car jusques à ce que le Roy aye autrement ordonné, je n'en veux point laissé prendre. Il y a à monter demy-lieue par eschelle, et une lieue d'autre chemin, et est le plus beau lieu que vistes jamais ; pardonnez le tout. Vostre Domp Julien.

Le pénultième de juin 1492 furent présentées ces lettres.

En 1492, et le pénultième juin, le parlement de Dauphiné, ayant reçu les lettres dont on a parlé cy-devant, délibéra d'envoyer sur le mont Equille-Fort, qui est en Dauphiné, noble Jue Leuy, huissier du dit parlement, pour sçavoir si le contenu des dites lettres étoit véritable, qui en revint le cinquième juillet de la même année, et raporta au dit parlement avoir esté dans l'endroit où est situé la dite montagne; et qu'au bas d'jcelle ou commence le rocher, il trouva qu'on avoit mis des eschelles dans le rocher par ou l'on commence à monter; et bien que ce dit huissier vit sur ledit mont Equille Domp Julian, capitaine de Montélimard, dont on a parlé, et plusieurs autres qui étoient avec luy, il ne voulut cependant pas s'exposer par le danger qu'il y avoit d'y périr et par l'impossibilité d'y arriver de peur qu'il ne parus tenter le Seigneur, puisque à la seule veue de cette montagne chacun estoit épouvanté. Il y vit néantmoins le même Domp Julien et les autres qui le prièrent de s'approcher, à quoy l'huissier ne voulut pas condescendre; il vit sur la montagne trois croix que l'on avoit nouvellement fait faire, et il y avoit avec luy plusieurs personnes, dont quelques-uns allèrent sur la dite montagne, entre autres noble Guigne de la Tour, chastelain de Clelles; pour les autres, ils furent tellement épouvantés quand ils virent cette montagne qu'ils ne voulurent s'en approcher; il ne laissa pas d'y voir plusieurs personnes dessus, qui lui certifièrent ce qui suit :

Nous dessous signez certifions à Monsieur l'huissier du parlement, qu'aujourd'huy le premier jour du moy de juillet, avons monté sur la montaigne, qui se disoit estre inaccessible, et maintenant se dit Equille-Fort, sur laquelle montagne referons d'avoir trouvé M. Domp Julian, capitaine de Montélimard, avecque ses serviteurs le nombre de sept, et avons ouy messe sur la dite montagne, et aussi trois croix que le dit capitaine a fait faire.

GUIGNE DE LA TOUR, chastelain de Clelles,
J. DE COLANS, SILUE.

Je Pierre Liotard, capitaine du lieu des Portes, certiffie estre allé sur le mont Equille et avoir trouvé dessus Domp Julien, capitaine de Montélimard, avec cinq ou six de ses serviteurs, parmy lesquels il y avoit deux prestres : l'un de l'ordre des Frères mineurs, et l'autre prestre séculier, qui célébroit sur la dite montagne. Plusieurs montèrent avec moy, sçavoir : noble George de Jouneu, noble Pierre Blosset, noble Gaspard Robert, noble Gonnet Vensont. M. Reymond, chapellain, M. Jobert, Pierre Spie, du lieu de Roisas, Claude, chevalier du lieu des Portes, ainsy le certifient.

Pierre LIOTARD.

En l'année 1492 et le 26e juin, au nom et par le commandement de Charles 8me, roy de Dauphiné, sieur Anthoine de Ville, Domp Julien, seigneur de Beaupré et capitaine de Montélimard, chambellan et conseilleur du Roy, est allé sur la montagne appelée vulgairement Equille ou Mont inaccessible, située dans le territoire de Dauphiné, avec plusieurs de ses serviteurs, savoir : Sébastien de Carret, professeur de théologie et prédicateur du Roy, noble Reymond Tube, eschelleur du Roy, maître Cathelin Sernet, tailleur de pierre de l'église collégiale de Sainte-Croix de Montélimard, maître Pierre Arnaud, charpentier du dit Montélimard, Guillaume Lannage, laquais de Domp Julien, et je François de Bosco, aumosnier du dit seigneur, que dis la messe le lendemain à l'honneur de Dieu, de la Sainte-Vierge et de toute la cour céleste ou bienheureux, lesquels sus-nommés ont mangés, bus et reposez sur ladite montagne, où étant arrivez, ledit seigneur Domp Julien la fit d'abord baptiser en la nommant Equille-Fort, qui auparavant étoit, s'appeloit Equille ou Montagne inaccessible, par maistre Sébastien de Carret, prédicateur du Roy, dont il est parlé cy-devant, en disant au nom du Père, du Fils et du Saint-Esprit, ainsy soit-il, et à l'honneur de saint Charles-le-Grand dont nostre Roy d'aujourd'huy porte le nom, en chantant le *Te Deum*, le *Salve Regina* et plusieurs autres oraisons, ledit sieur de Bosco et plusieurs autres étant ses répondants.

Cette montagne est couverte d'un beau pré de

quarante faucheurs d'hommes et davantage; il y a aussy une fort belle gareine de chamois qui n'en peuvent jamais sortir, plusieurs moineaux sauvages, de trois sortes de couleurs, rouges, noirs et gris, des corneilles qui ont les pieds rouges, et plusieurs autres oiseaux que nous ne connoissons pas; on y trouve une fort grande quantité de fleurs de différentes couleurs, dont l'odeur agréable semble estre différente, et surtout les lis; le pré a de circuit une lieue françoise, un quart de longueur, et de largeur un trait de flèche ou d'arbalète; il faut monter demy-lieu par eschelles et une lieue par chemin horrible à voir, et encore plus terrible pour descendre que pour monter; et enfin, le premier juillet de la même année, noble Barrachin Siluon, voisin de ladite montagne, avec Claude son fils et messire François son frère, curé de Saint-Martin, amenèrent sur ladite montagne, au dit seigneur, des conins (1) blancs, noirs et gris, apprivoisez, qui commencèrent d'abord tous à paistre. En deux jours ledit seigneur Domp Julien fit faire sur ladite montagne une maison; il fit encore planter sur les trois hauteurs d'Equille-Fort, à l'honneur de Sainte-Trinité, trois croix que l'on voit de tous les environs.

Et Je François de Bosco, aumosnier de mon dit seigneur, descendu de la race de Domp Julien, bénéficier de l'église collégiale de Sainte-Croix de Montélimard, diocèse de Valence, certiffie avoir été pré-

(1) Lapins.

sent pendant que les choses contenues cy-dessus se sont faites, les avoir vus, ouy, avoir mangé, bu et reposé sur ladite montagne, comme il est dit cy-devant : c'est pourquoi j'ay rédigé par escrit, pour le souvenir de la postérité, toutes ces choses en présence des sus-nommez, et je me suis soub[né] de ma propre main le même jour et an.

François DE BOSCO, *n[re] apostolique.*

Certifié exactement conforme à l'original déposé dans les archives du château de Ruthières, par moi, Adolphe Boissieu, desservant de la paroisse de Chichilianne.

A. BOISSIEU.

Chichilianne, le 8 décembre 1848.

Lyon. Imprimerie de Louis Perrin, rue d'Amboise, 6.

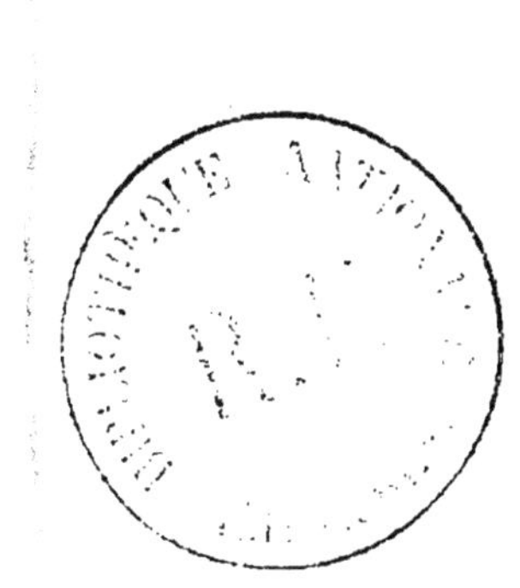

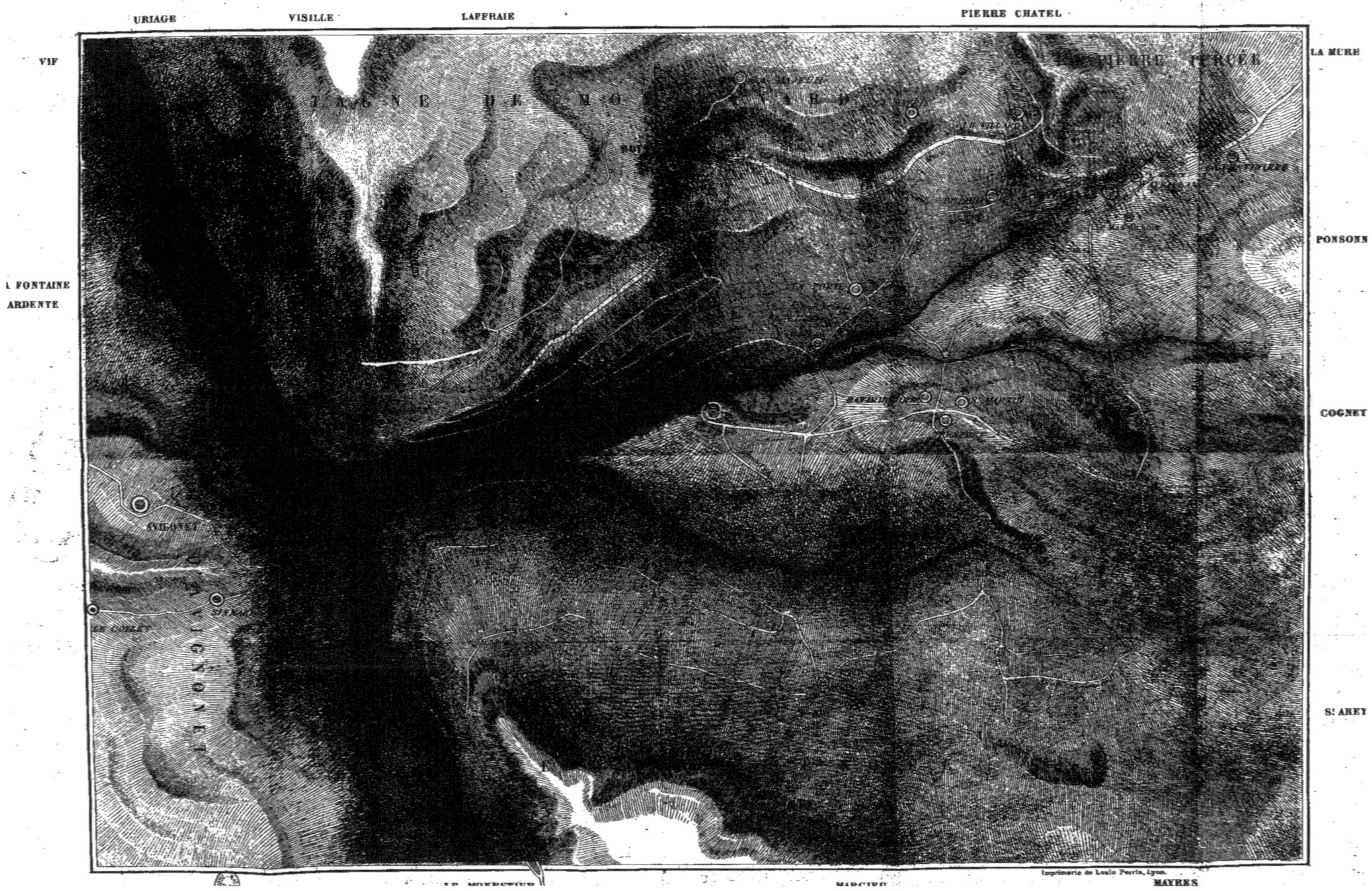

URIAGE VISILLE LAFFRAIE PIERRE CHATEL

VIF LA MURE

LAGNE DE MONTEYNARD

PIERRE PERCÉE

A FONTAINE ARDENTE

PONSONN

COGNET

AVIGNONET

S.t AREY

LE MONESTIER MARCIEU MAYRES

Imprimerie de Louis Perrin, Lyon.

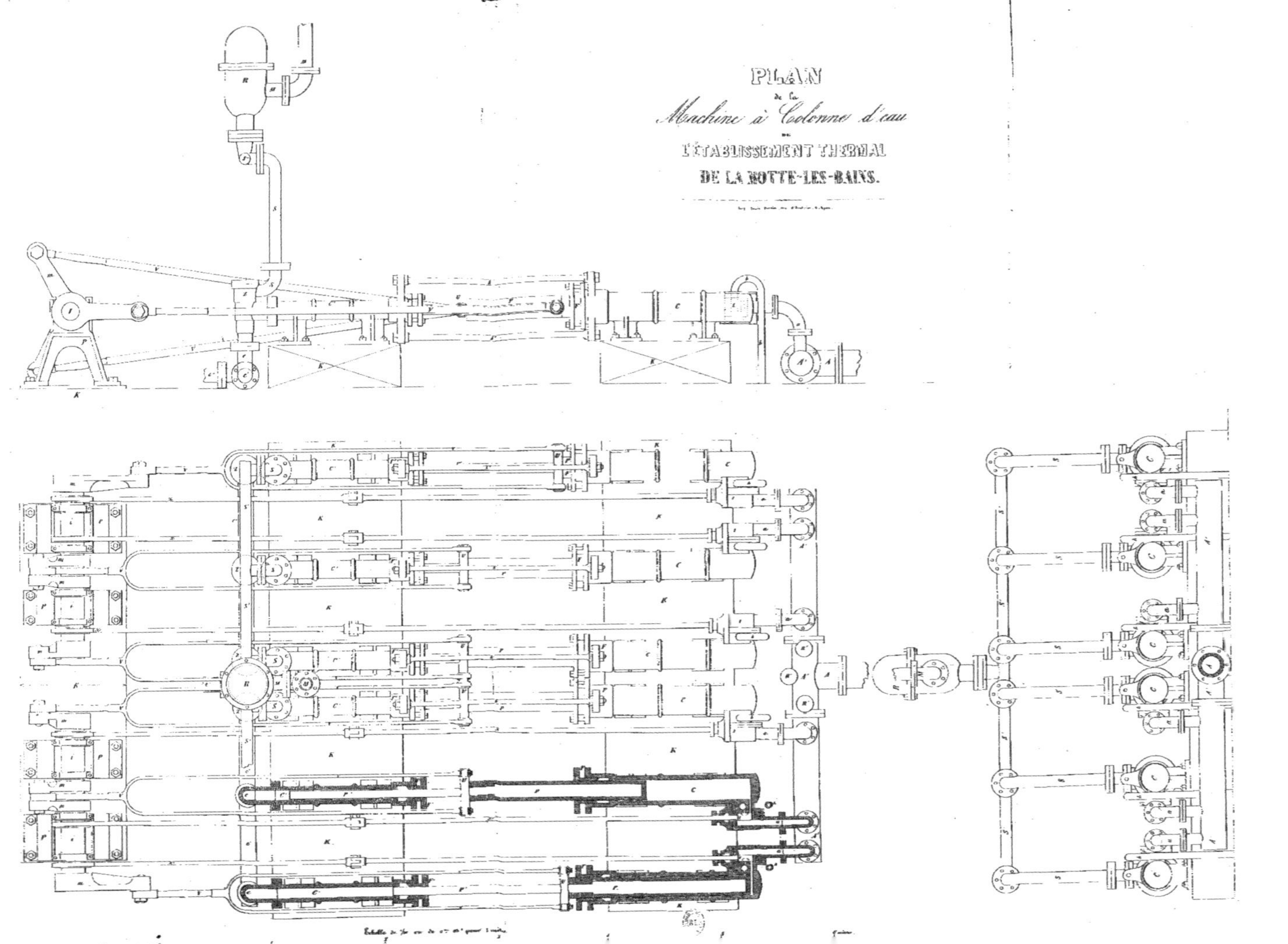
PLAN
de la
Machine à Colonne d'eau
de
L'ÉTABLISSEMENT THERMAL
DE LA MOTTE-LES-BAINS.

www.ingramcontent.com/pod-product-compliance
Ingram Content Group UK Ltd.
Pitfield, Milton Keynes, MK11 3LW, UK
UKHW020117200726
13856UKWH00002B/587

9 782012 886933